中医基础理论研究丛书

总主编　邢玉瑞

中医学概念问题研究

邢玉瑞　编著

中国中医药出版社
·北京·

内容提要

概念是理论建构的细胞，理论可以说是概念之网络。本书围绕中医学的一些基本概念，运用逻辑学、发生学、诠释学等方法进行考察分析，以明确其内涵与外延，并揭示了中医学概念的特点，研究了部分概念的发生，对当前中医概念研究的现状与存在的问题进行了述评。

总序

在现代科学的研究中，恐怕没有哪一门学科像中医理论研究，至今为如何研究与发展而争论不休。特别是近年来，中医理论的研究得到中医界学者与领导的高度重视。一种基本的共识认为，中医理论发展的滞后，已经成为制约当代中医学术发展的瓶颈。但对如何开展中医理论的研究，则可谓仁者见仁，智者见智，争鸣不断。为此，有必要认真梳理现代中医理论发展与创新的方式，总结经验教训，理清下一步研究的目标、路径和方法。

一、现代中医理论发展与创新的方式

现代中医理论发展与创新的方式，大致可概括为以下几个方面。

（一）科学诠释——解析说明性研究

任何一种医学的发展都是一定文化的产物，与特定的思维方式相联系。中医学的产生、发展深深植根于中国传统文化的土壤之中，其演进和中国传统文化的发展之间具有同步的规律。先秦诸子学—两汉经学—魏晋玄学—隋唐佛学—宋明理学—清代朴学，中国传统文化的连续性发展，无疑是中医学术不断发展、壮大的根本保障之一。但是，鸦片战争以来，西方文化凭借着先进的技术与科学（包括西医学）之势，给数千年绵延不断的中国传统文化以前所未有的冲击，许多民族精英们也将中国落后的原因简单归结于传统文化而加以指责，造成了中国传统文化的式微、断裂。由此对中医学造成两方面的冲击：一是中医学的发展失去了固有文化发展的支持。诚如李致重在《从国学看中医》一文中所指出："当扎在国学之中的研究方法的根系被切断的时候，中医的科学理论体系与临床技术体系将随之衰落。而当中医的临床治疗失去原有的科学与技术体系支撑的时候，中医便沦落为不见文化思想深根的浮萍草——游离于自身科学与技术体系之外的中医，所留下的只是原有体系中的经验部分了。然而经验是人类认知过程的初阶段，它是不能称之为科学的。”另一方面，患病人群文化、意识形态观念的更替变化，在就医选择中对中医和其学术的信任与理解，决定了中医的社会心理地位与真实发展的规模及潜能；同时，伴随着西医学的超速发展及占据科学与技术的高平台，中医学发展滞后，自然导致中医疗法受众对中医学理解的困难，以及随之而来的认可度和公信力的降低，中医学面临着话语权的不断丧失。

为了解决上述问题，中医人历经了百年的探索，从最早的中西医汇通，到中西医结合理论研究及近年提出的中医现代化研究，都是借用现代科学（包括现代医学）的理念、方法、知识等，来研究中医理论，试图揭示中医理论的现代科学内涵，取得现代科学背景的受众对中医学的理解、接受，当然也是为了借助现代科学及技术以促进中医学的发展。以中医肾的研究为例，沈自尹等从20世纪50年代始，历经数十年的研究，提出中医肾与下丘脑－垂体－靶腺（肾上腺、性腺、甲状腺、胸腺）轴相关的观点。“973”中医理论基础研究专项“基于‘肾藏精’的藏象理论基础研究”也是借助现代生物学理论与技术，试图证明“肾精命火”主要体现为干细胞、微环境和神经－内分泌－免疫（NEI）网络的动态平衡，“肾藏精”主要体现为干细胞及微环境的调和状态，补肾填精法主要通过调控干细胞、微环境和NEI网络发挥作用。课题的理论创新是建立“肾藏精”藏象理论与干细胞和NEI网络关系研究的新思路。类似的研究无疑都是对中医固有理论的一种科学诠释性研究，即借用现代科学技术方法与知识对中医理论加以解析说明或论证。此类研究的问题主要有两个方面：一是由于现代科学技术的不断发展，对中医理论的科学诠释从器官、组织、细胞到分子、基因等，总是尾随其后，似乎难以穷尽；二是借用库恩范式理论的观点，中医学与现代科学范式具有不可通约性，对中医理论的科学诠释性研究的成果，绝大部分既不能纳入中医学的理论体系，为中医基础理论提供新的概念、理论，又无法归入西医学的范畴，在西医学已有的理论基础上提出新的假说、新的发现或西医学尚未注意到的新的事实，对西医学的发展也意义不大。因此，此类研究也受到了一些中医学者的批评。

（二）文献梳理——理论建构性研究

对文献的整理研究一直是中医学术继承与发展的重要方式，虽然《黄帝内经》确立了中医学理论体系的基本范式，但从形式而言，则不好说《黄帝内经》建构了中医理论框架。历代分类研究《黄帝内经》诸家，可谓从形式建构中医理论框架的最早尝试者，从唐·杨上善《黄帝内经太素》分摄生、阴阳、人合、脏腑、经脉、输穴、营卫气、身度、诊候、证候、设方、九针、补泻、伤寒、寒热、邪论、风论、气论、杂病十九大类，到明·张介宾《类经》分摄生、阴阳、藏象、脉色、经络、标本、气味、论治、疾病、针刺、运气、会通十二大类，明·李中梓《内经知要》分道生、阴阳、色诊、脉诊、藏象、经络、治则、病能八类，可谓古代中医理论框架建构的概况。

伴随着中医教育事业的发展，教材建设可谓中医教育事业的重中之重。古代中医教育大多以《素问》《神农本草经》《伤寒论》《脉经》《针灸甲乙经》《难经》《诸病源候论》《备急千金要方》《龙树论》《圣惠选方》等经典及名家著作为教材，还谈不上对中医理论的系统梳理。《医宗金鉴》作为清代皇家主编的专用教材，虽说具有综合性、经典性、先进性、实用性等特点，但从中医药理论建构的角度而言，恰恰是其不足之处。因为《医宗金鉴》缺乏对《内经》理论的扼要论述，也缺少本草药性部分，造成其在基础理论上有所欠缺。进入近现代以来，随着西方科学技术知识与教育模式的传入，中医教育与教材建设也发生根本性的转变，基于文献整理研究的教材建设，有力地促进了中医理论体系框架的建构。早在1928年，由秦伯未、蒋文芳等人提议，在上海召开了我国中医史上第一次全国性的中医学校教材编辑会，虽因参会人员学术见解不同，意见不统一，最终未能就课程、教材、学制等问题达成共识，但蒋文芳提出的“整理固有医学之精华，列为明显之系统，运用合乎现代的理论，制为完善之学说”成为之后中医学课程教材建设的指导原则。新中国成立后，中医教材建设的思路基本没有超越此原则。20世纪50～60年代，北京中医学院编著的《内经讲义》（1955）、杉原德行（白羊译）的《中医学基础简释》（1957）、南京中医学院编著的《中医学概论》（1958）、福建中医学院编著的《中医学基础》（1963）等，开启了运用现代语言文字整理、建构中医理论的新篇章。从《内经讲义》的原文选编与现代中医理论建构混合，分化出包含基础理论与中医诊断学的《中医学基础》，再到《中医基础理论》和《中医诊断学》的独立，统编/规划教材不断修编，至今已修编至第十版，加之20世纪80年代中后期，各地出版了《中医学导论》《中医藏象学说》《中医病因病机学》《中医养生防治学》等基础理论的分化教材，教材建设有力促进了中医理论的发展，主要体现在以下几点：一是系统梳理了历代中医理论研究的成果，建构了富有时代特征的中医理论体系框架；二是定义、规范了中医理论的相关概念，并引入了一些新概念；三是丰富、完善了中医理论，补充了思维方法、精气学说、体质学说等内容。

另外，基于文献梳理或结合临床研究编著的中医工具书、制定的术语标准等，也是现代中医药理论研究的重要成果，其中有代表性的如《中医大辞典》《中医基础理论术语》《中医临床诊疗术语》等，为中医理论的规范化做出了重要贡献。

虽然文献梳理的理论建构性研究，对中医理论体系的丰富、完善具有重要贡献，但也存在着一些问题，主要表现为集成有缺漏，归真有变异，纳新有西化等，还需进一步研究。

（三）实践升华——理论创新性研究

临床实践经验是中医理论建构与不断发展的不竭动力，中医学术发展史上各种流派的形成，莫不是临床实践经验的总结和升华，中医学在现代社会的存在、发展，也以临床实践所取得的疗效与经验为根本保障。故邓铁涛指出：中医学的传统研究方法是继承前人的理论——进行临床实践——总结提高——创立新论。临床实践是传统研究最重要的一环，在继承前人理论的指导下诊察病人、治疗病人，给病人以治疗信息，进而收集接受治疗后反馈的信息，如是循环往复，总结提高，上升为理论，以修改、补充前人的论述。因此，从名老中医诊治现代重大疑难疾病的经验入手，总结创新中医理论，仍然是中医理论发展的重要途径。

例如，现代临床常见的脑血管意外、脑动脉硬化、癫痫病、帕金森病等多属于中医内风证的范畴，中医称之为中风、眩晕、痫证、颤证等。临床实践证明，这类病症除了具有动摇、眩晕、震颤、抽搐等风气内动的症状外，常常兼见舌质紫暗或舌下脉络青紫、面色灰暗或青黑、皮肤粗糙、血液黏稠度增高等瘀血症状。大量临床实践表明，内风证常兼有瘀血症状，活血化瘀可以治疗内风。何绍奇在《现代中医内科学》中总结临床实践经验，明确提出：“瘀血阻滞，脉道不通，血行不畅，筋脉失濡而手足颤动，屈伸不利，此即瘀血生风。”刘昭纯等结合临床实践经验，总结出瘀血生风的发病特点为多见于老年患者、多继发于慢性病、多出现神志异常、多与其他内风证并存，进一步完善了瘀血生风的病机理论。

再如20世纪80年代后期日本学者运用黄连解毒汤治疗中风取得良好疗效，继而国内也有大量运用黄连解毒汤加减治疗中风的报道，清开灵、醒脑静注射液等运用于中风病急性期的治疗也效果显著。而清开灵、醒脑静注射液皆可谓集清热解毒药之大成，具有明显的清热泻火解毒之功。其次，临床观察发现，中风病急性期的转归与腑气不通有密切的关系，随着大便秘结或不通程度的加重，病程延长，病情加重，疗效降低。采用通腑、化痰、泄热法治疗中风急性期患者，常可取得良好的疗效，有较早减轻脑水肿的作用。一般认为，通腑、化痰、泄热法对中风病急性期的良好疗效是其发挥了畅利枢机，疏导蕴结之热毒、痰浊的作用，为内生之毒的清除打开了门户之故。这也为中风病毒损脑络病机假说的形成提供了临床经验的支持。在此基础上，王永炎提出了中风病“毒损脑络”的病机假说。

现代中医理论研究的重大课题，也无不与解决现代人类重大疾病及健康问题密切相关，特别是中医诊疗理论的研究，更是着眼于中医治疗的优势病种来进行。中医药类国家级成果奖绝大多数为临床研究成果，即使“973”计划中的中医理论基础研究专项，也多与临床研究密切联系。如“基于‘肾藏精’的藏象理论基础研究”，该项目六个课题中四个即着眼于临床研究，分别从不孕不育、骨质疏松症、老年性痴呆、障碍性贫血探讨有关“肾主生殖”“肾主骨”“肾生髓”“脑为髓海”等理论。再如“中医病因病机理论继承与创新研究”的九个课题均涉及临床研究，包括肝硬化、艾滋病、心脑血管血栓性疾病、甲状腺功能亢进症、出血性中风病、冠心病心绞痛、胃癌前状态性疾病，以及周仲瑛、颜德馨两位国医大师的经验总结。上述研究的基本路径为：第一，从名医大量临床病案中提炼科学假说；第二，考镜源流，寻找文献依据；第三，通过临床研究体现创新理论的实践意义；第四，通过实验研究揭示中医理论的科学内涵。

当代重大疾病的中医药治疗经验为中医理论的总结提供了经验材料，但从目前的研究状况来看，基于临床实践的中医理论总结创新明显滞后，由于课题研究的分散，结论的离散度很大，如何将其提炼升华为逻辑自洽的理论还任重道远。如“中医病因病机理论继承与创新研究”的四个课题涉及毒——艾毒、瘀毒、内毒、毒热，那么，作为此四种不同毒邪属概念的毒的内涵、外延如何？产生原因、致病特点如何？毒的现代科学表征是什么？与其他有关毒的研究成果之间如何整合？诸如此类的问题，至今尚未得到解答。

总之，人类防治疾病、促进健康，就需要提出种种实用性或技术性的问题，解决已有理论与经验事实的矛盾，寻找经验事实之间的联系并做出统一的解释，无疑是中医理论发展的永恒动力，也是中医理论研究永远的着眼点。

（四）科学问题——发现创新性研究

自然科学发展的历史表明，问题是科学发展的真正灵魂，贯穿于科学研究的始终。科学研究不但开始于问题，而且正是问题推动研究，指导研究。自然科学发展的历史，就是它所研究问题发展的历史，是问题不断展开和深入的历史。正如著名科学哲学家卡尔·波普尔在《猜想与反驳》中说:“科学和知识的增长永远始于问题，终于问题——愈来愈深化的问题，愈来愈能启发新问题的问题。”

中医学历经千百年的实践所积累的经验，以及与中国古代哲学融合所形成的中医理论中，蕴含着许多大大小小的科学问题。从大的方面来说，如中医学在中国古代哲学“天人合一”整体思维指导下所形成的形与神辩证统一的思想，为研究人体生命活动与心理活动的关系提供了思路，围绕这一命题，现代学者在系统梳理古代文献的基础上，结合当代自然科学的相关研究成果，建构了中医心理学、中医情志学等理论体系。再如人类生活于空间与时间两个维度环境之中，相对而言，现代医学的发展主要着眼于空间维度，相关的研究也达到了很高的水平，但对于时间与生命的关系研究较为薄弱。而传统中医学更重视时间维度，在时间与生命活动及疾病的防治方面积累了较为丰富的实践经验，并从理论上进行了有益的探索，提出了时藏相关的命题。这一命题具有丰富的科学价值，但并未引起中医学界的足够重视和深入研究，大多只局限于古代文献的梳理和临床验案的报道，已有的实验研究也仅仅是力图证明有关经典理论的正确性，缺乏创新性的研究。现在，应当在临床流行病学调研和实验研究的基础上，系统总结和归纳中医有关人体生理、病理节律模式，探索时间节律的调控机制，建构新的时藏相关理论，进而指导中医临床诊断与治疗，并开发针对时间相关性疾病的治疗方法与技术。另外，王琦、匡调元等学者从中医文献梳理中提炼出中医体质的概念，结合临床与现代科学技术加以系统、深入的研究，建构了中医体质学理论。从小的方面来说，如《素问·六元正纪大论》提出“有故无殒，亦无殒”的观点，认为药物的效用、毒性反应与患者机体的状态相关，提示在完全符合辨证治疗的理想状况下，在一定的范围内，药物的耐受性及毒性反应是随着机体疾病状态的不同而变化的，由此开启了中药毒性评价的新思路与新方法。诸如此类，不胜枚举。对此，也可借用林德宏在《东方的智慧》中评价东方自然观对现代科学的价值时所说：“古老的东方自然观不能代替现代的科学研究，它的功能是为科学研究提供一种理论思想、思维的方法，提供某种思路和角度。”中医学经验与理论中所蕴含的科学问题，则为现代学者的研究提供了极佳的研究思路与方法。

综上所述，现代中医理论发展与创新方式可概括为科学诠释的解析说明性研究、基于文献梳理的理论建构性研究、通过实践升华的理论创新性研究、提炼科学问题的发现创新性研究四个方面，其中在总结历代学术思想基础上的教材建设与相关辞书、标准的编著，可以说是中医理论体系丰富、规范及框架建构的主体；面对现代重大疾病的中医诊疗实践，是中医理论创新的动力；凝练科学问题，结合中医临床，借用现代科学技术开展实验研究，是中医理论加速发展的必由之路。

二、新形势下中医理论研究的路径及重点

关于新形势，人们可以从不同的层面加以认识。从宏观层面而言，可以说我们正处于大科学、大数据、大健康的时代，也是一个大变革的时代。从与中医理论研究及发展相关的较为具体的层面而言，新形势主要体现在以下四个方面：一是伴随着生物化学、分子生物学、基因工程学、电子学、新兴材料学、信息技术等各种现代科学的迅猛发展，现代医学突飞猛进，相比之下，中医学的发展不仅明显滞后，而且难以与现代科学技术形成互动共进的发展态势。二是随着现代医学的迅速发展，依托于现代科学的西医学不仅占有更多的话语权，而且导致中医临床阵地的萎缩，特别是临床中西医混合治疗的普遍实施，使从临床总结理论的传统中医理论发展通道受阻或难度加大，阻碍了中医理论的发展。三是滋养中医理论发展的中国传统文化，自五四运动以后发生断裂，导致中医理论在当代科学及西方文化占统治地位的情况下，失去了应有的话语权，丧失了哲学理论的引导。四是现代疾病谱的变化，以及人类对健康需求的提升，又为中医学术的发展提供了良好的机遇。

反思60余年来中医理论上述四方面的研究成果，可以发现尚存在诸多问题，如科学诠释性研究存在难以回归中医理论体系，以及随着现代科学的发展而难以穷尽两大问题；基于文献梳理的理论建

构性研究存在着集成有缺漏、归真有变异、纳新有西化等问题，但归真、西化如何确定其划界标准，又难以达成有效共识，特别是对中医概念的研究相对滞后，理论体系的逻辑分析不足，体系建构有待进一步完善；基于临床实践的中医理论总结创新明显滞后，由于课题研究的分散，结论的离散度很大，如何将其提炼升华为逻辑自洽的理论还任重道远；着眼于科学问题的创新性研究，由于研究群体的知识结构、视野，以及相关学科研究人员的交叉较少等局限，并没有得到足够的重视，或没有凝练出准确的科学问题加以研究，理论的逻辑分析与论证环节十分薄弱。正由于上述问题的存在，以致王键教授在香山论坛上指出，中医“理论研究呈现零星化、碎片化，融合不够、开放不够、序贯不够、继承不够、创新不够、分化不够、引领不够”。

面对中医理论研究与发展的困境，结合中医药研究队伍的实际，以及未来社会发展的需求，中医理论研究可重点着眼于以下几个方面。

（一）面向古代传统的概念与理论框架研究

中医学作为中国传统科学的重要组成部分，是有别于现代科学范式的另一类科学体系，有其独特的概念、理论体系、思维方法等。现代中医理论体系的构建也是近几十年的事，还很不完善，有待于从概念、构建方法、理论框架、理论证伪等方面加以深入研究。

概念是理论构建的基本单元。中医学的概念富有自身的学术特征，主要表现为以自然语言为主体，名词繁多而定义很少，定义多为外延定义，具有多相性、形象性及辩证思维特征，概念的规范性弱，定义缺乏逻辑的严密性，发展形式为叠层累积，从语用角度看多有符号替代使用现象等。由此造成了中医一些概念的歧义、混乱，阻碍了中医学术的发展。因此，应以坚实的文献研究为基础，借用现代逻辑学方法等，对中医理论体系概念范畴进行“名”与“实”的源流考证，理清不同时代相关概念的发展演变，规范名词术语表述，准确揭示概念的内涵与外延，为构建新的中医理论体系框架奠定坚实的基础。

中医学思维及理论构建方法的独特性，造成了中医理论体系中人文科学与自然科学内容交融，实体概念与功能概念不分，理论的外源与内生、经验与推论、理论与假说并存等，其根本特征是高度抽象性和不确定性，难以证实，也不易被证伪，对未知的经验事实预见性较弱，理论与临床经验之间有一定程度的分离，二者缺乏良性循环加速机制。因此，有必要以中医基本概念（或范畴）、基本理论为基点，以哲学方法、逻辑方法、思维方法、科学方法论等为手段，从发生学的角度对中医基本概念、理论进行认真的研究，揭示其形成过程、本质内涵及方法论特点。以促进中医概念、专业术语的规范化及中医理论的现代语言转换，并为中医理论与现代科学包括现代医学的融通寻找切实可行的切入点和正确的方法论途径，搭建现代中医药理论体系构建的平台。

在对古今中医原始文献系统研究的基础上，提取中医理论的概念、命题并加以分门别类，确认其理论意义、实践基础、内在联系，结合上述概念及构建方法研究，从而建立结构合理、层次清晰、概念明确、表述规范，能够指导临床，体现学科内在规律的体系框架。

由于历史的原因以及模式推理的广泛使用，中医理论中理论与假说并存的现象较为普遍，典型的如中医运气学说对现代疫病的预测等。故急需在坚实的文献与临床实践基础上，敢于正视问题，借用发生学、逻辑学、科学哲学等方法，开展中医理论的证伪研究，去伪存真，提炼科学问题，以促进中医理论的健康发展。

（二）面向临床实际的中医理论创新研究

历史的经验告诉我们，中医理论研究成果的取得，遵循了共同的规律：面向时代需求，源于临床实践，指导临床实践，在实践中检验。如关于冠心病的病因病机，代表性学说有血瘀说、瘀毒从化说、痰瘀互结说、心脾痰瘀相关说、脾胃相关说、络病说等。其中，血瘀说又有气虚血瘀、阳虚血瘀、气滞血瘀、痰阻血瘀等不同类型。他如中风病的毒损脑络、肾脏疾病的毒损肾络、冠心病的毒损心络、慢性肝病的毒损肝络、消化性溃疡的毒热病机等，莫不是基于临床实践的理论创新。另外，对 SARS、艾滋病、禽流感等古人所没有经历过的疾病的诊治，中医就其病因病机的认识及相应的诊疗方法，无疑也是一种理论创新。因此，要坚持面对新问题，探索新规律，提出新思想，以防病治病的实际问题为中心，立足现代重大疾病的防治，总结和发展中医的病因病机及诊疗理论。

（三）面向当代科学的中医理论多学科研究

当代科学技术的迅猛发展，特别是现代系统科学、科学哲学、大数据技术等研究，既为中医学的发展带来挑战，同时也为中医理论的发展带来机遇。首先，信息科学及现代医学诊疗技术的迅猛发展，为中医诊疗技术的发明与借鉴提供了良好的机遇，在此基础上的临床实践无疑又为中医理论的总结、升华提供了实践基础。其次，现代科学特别是现代医学对相关疾病机理的认识，为中医理论的创新提供了支撑，如王永炎提出的中风病毒损脑络理论、陈可冀提出的冠心病瘀毒致病理论、周学文提出的消化性溃疡毒热致病理论等，其背后都隐含着现代医学对相关疾病病理认识的支撑。最后，对于一些创新性的理论，还需借助现代科学技术进一步研究，如中风病毒损脑络或多种疾病毒损脉络的病机，关于毒的本质、层级结构、脑络或脉络的具体所指、损的过程与机制等，以及中药活性部位和中药组分的药性实证研究等。因此，在现代科学技术环境及语境下，中医学术的研究应持开放包容的态度，既要保持中医的特色与优势，也应考虑中国文化的走向及中国人生活方式的变迁，同时遵循科学技术的一般规律，要准确理解中医理论的内涵，把握科学问题，借助学科交叉，利用多学科新知识、新成果，发展和创新中医理论，以更好地指导临床实践。

（四）面向未来需求的中医健康理论等研究

随着人们生活水平的不断提高及医学模式的转换，健康问题受到国人的高度关注，2013 年国务院即颁发了《国务院关于促进健康服务业发展的若干意见》，2015 年又颁发了《中医药健康服务发展规划（2015—2020 年）》，党的十八届五中全会提出了健康中国的概念。中医学作为我国独具特色的健康服务资源，强调整体把握健康状态，注重个体化，突出治未病，临床疗效确切，治疗方法灵活，养生保健作用突出，故充分发挥中医药特色优势，加快发展中医药健康服务，是全面发展中医药事业、促进健康服务业发展的必然要求。与此相适应，中医有关健康的概念、思想与观念，以及健康状态的内涵、要素、分类等健康理论体系的研究作为中医理论研究的重要范畴，也应得到高度重视。此外，中医治未病、康复理论等，也需要从哲学观到具体的医学理论，乃至理论指导下的操作技术，进行系统而深入的研究，而不能仅仅局限于理念的层面。

习近平总书记在 2014 年《在文艺工作座谈会上的讲话》中指出："传承中华文化，绝不是简单复古，也不是盲目排外，而是古为今用、洋为中用，辩证取舍、推陈出新，摒弃消极因素，继承积极思想，'以古人之规矩，开自己之生面'，实现中华文化的创造性转化和创新性发展。"这也可借鉴为现代中医理论研究的指导思想。总之，要关注中医理论基本概念和基本原理的传承创新，注重重大疾病防治规律与理论提升的应用创新和以自由探索为主体的先导创新，弘扬主体理论，鼓励多样性探索，重视科学问题的提炼，围绕问题开展研究，同时也要重视对已有研究成果的综合集成创新，全方位地促进中医理论研究创新发展。

要理清中医理论研究的目标、路径和方法，就有必要对现代以来中医理论研究、发展状况予以系统梳理，搞清楚脚下之路的基本状况，即当代中医理论研究取得了哪些成就、存在哪些问题、走了哪些弯路等，如此，方可进一步搞清楚“我是谁，我从哪里来，我将走向何方”的问题，科学理性地选择研究路径和方法，少走弯路，促进中医学术的健康发展。为此，我们在国家重点基础研究发展计划（“973”计划）项目的资助下，对60余年来现代中医学术创新进行了理论分析与总结，较为系统地梳理了中医理论研究的基本情况，在此基础上，编著成《中医基础理论研究丛书》，包括《中医学概念问题研究》《中医哲学思维方法研究进展》《中国古代天人关系理论与中医学研究》《〈黄帝内经〉二十论》《中医藏象理论研究进展》《中医经络理论研究进展》《中医体质理论研究进展》《中医病因病机理论研究进展》《中医治则治法理论研究进展》《中医学的科学文化研究》《中医模式推理研究》等11本。该丛书既是对陕西中医药大学中医基础理论学科所承担的国家重点基础研究发展计划（“973”计划）项目“中医理论体系框架结构研究”部分工作，以及国家社会科学基金项目“中国古代天人关系理论与中医学研究”的总结，也是作为国家中医药管理局与陕西省重点学科的部分工作总结。

陕西中医药大学《中医基础理论研究丛书》的编著，以陕西中医药大学中医基础理论重点学科团队人员为主体，山东中医药大学的王小平、鲁明源，华南师范大学的赵燕平，咸阳师范学院的蒲创国等同志也参与了编写工作。该丛书的出版，得到了陕西中医药大学领导的大力支持和陕西省重点学科建设经费的资助，中国中医药出版社华中健主任从选题到出版都给予了大力支持，在此一并表示衷心感谢。

邢玉瑞

2017年2月于古都咸阳

前言

概念是反映事物对象本质属性或特有属性的思维形式，是科学思维必不可少的工具，也是科学研究认识成果的最后结晶。概念是科学理论建构的基石，任何一个学科体系都是建立在基本概念基础上的范畴体系，中医理论也不例外。中医学的概念虽有其自身特点，但也是由基本概念所构成的范畴体系。长期以来，中医学界对基本概念的研究关注不够，造成了中医概念混乱的现象较为普遍，进而影响了中医药重大理论的现代研究。因此，借鉴逻辑学、发生学、诠释学等方法，加强中医概念问题的研究已势在必行。

1. 逻辑学方法揭示其内涵与外延

任何理论体系的构建，首先必须明确其基本概念及体系，自然必须涉及逻辑学的基本方法。内涵和外延是概念的两个基本逻辑特征。概念的内涵是指对事物对象本质属性或特有属性的反映，外延是指具有某种本质属性或者特有属性的事物的对象范围。所谓本质属性，是指一类对象共同具有，且仅为该类对象所具有的属性，与认识论意义上反映现象和本质之间界限的本质属性不同，它反映的是不同对象之间的界限。

定义就是以简短的形式揭示概念、命题的内涵和外延，使人们明确它们的意义及使用范围的逻辑方法。从理论概念的定义而言，最常用的定义方法可分为内涵定义与外延定义。内涵定义多采用属加种差定义方法，即首先要找出一个属，被定义项所指代的种是该属的一个子类；然后找出属性（种差），即把该种的分子与属的所有其他种的分子区分开来的那种属性。可用以下公式表示：被定义项＝临近属概念＋种差。外延定义则是通过列举一个概念的外延，使人们获得对该概念的某种理解和认识，从而明确其意义和适用范围，具体又可分为穷举定义、列举定义和实指定义。

正确的定义必须遵守以下规则：①定义必须揭示被定义对象的特有属性或区别性特征。②定义项和被定义项的外延必须相等。如果定义项的外延大于被定义项，所犯的逻辑错误称为“定义过宽”；反之，如果定义项的外延小于被定义项，称为“定义过窄”。③定义项不能直接或间接地包含被定义项。违反这一规则，如果定义项中直接包含被定义项，称为“同语反复”；如果定义项中间接包含被定义项，称为“循环定义”。④定义不可用含混、隐晦或比喻性词语来表示。⑤除非必要，定义不能用否定形式或负概念。

纵观中医概念、术语的使用情况，其语义交叉、重复、含混不清的情况较为严重，如由于对证、病机概念定义不准确或缺乏共识，至今证与病机的关系还是学者们争论的议题，而在确立辨证论治为中医诊疗特色的情况下，《中医内科学》规划教材仍然使用“喘证”“血证”“厥证”“痹证”“痿证”等表述中医疾病名称，造成了证、病不分的混乱局面。再如现代中医病因病机研究中，提出了瘀毒、内毒、毒热、艾毒、癌毒等概念，但对各自的内涵、外延表述尚欠准确，对临床宏观表征、微观科学表征等研究还不深入，难以在此基础上建构其上位概念“毒”，形成符合逻辑结构的概念体系。诚如梁茂新[1]在对中医一些基本术语定义进行考察分析的基础上所指出，中医界在定义概念中存在的问题可归结为5个方面：①属于“种差”的内容未能揭示被定义概念的本质差异；②经常出现被定义的术语，同语反复非常普遍；③频繁借用现代医学的概念，导致内涵的混淆和误导；④存在含义不清、本身需要首先定义的概念，进而使定义模糊不清；⑤属于“邻近的属概念”通常不是被定义概念的上一层次的概念，甚至不属于医学术语。造成这些问题的原因，既有中医概念、术语特殊性的客观原因，也有中医学人逻辑学知识欠缺的主观原因。因此，加强中医学人逻辑思维水平的培养，提升运用逻辑方法的能力，重新界定中医学基本概念的含义，明确各自的外延，厘

---

[1] 梁茂新，范颖，李国信．中医学的理性选择［M］．北京：人民卫生出版社，2015：229.

清概念间的关系，无疑是中医理论研究亟待补上的一课。

2. 发生学方法揭示其形成与本义

发生学方法是反映和揭示自然界、人类社会和人类思维形式发展、演化的历史阶段、形态和规律的方法。它把研究对象作为发展的过程进行动态考察，注重考察历史过程中主要的、本质的、必然的因素[1]。从发生认识论的角度而言，知识是不断构造的结果，知识从一个阶段向另一个阶段过渡，总是以一些新结构的形成为标志，发生认识论的中心问题就是关于新结构的构造机制问题。故发生学探究与认识相关的结构生成，不仅要研究认识如何发生，也要研究认识为何发生[2]。

中医理论的发生学研究，就是运用发生学方法，尽可能地把中医的概念、命题回置于其发生发展的特定历史条件下，即概念、命题得以产生的实践经验、思想文化、科学技术水平等背景下加以综合的动态的考察，以明确中医学基本概念的初始内涵，弄清基于这些概念所进行的原始的逻辑运演过程，厘清中医理论的概念体系、结构框架、思维模式，揭示中医理论的发生、发展规律，为中医理论的规范、构建、创新提供前提保障。从中医概念的发生学研究而言，黄龙祥[3]对经脉理论术语的还原可谓典范。他通过对古代文献的系统梳理和逻辑分析指出，在以树为隐喻的联系之脉的框架中，以“脉”表达直接的、确定的、常规的联系，以“络”表达间接的、不确定的、临床的联系。联系之脉的本意就是对穴位远隔治疗作用途径的一种示意、一种假设、一种理论解释。在以水为隐喻的血脉理

[1] 冯契.哲学大辞典[M].上海：上海辞书出版社，2001：318-319.
[2] 汪晓云.人文科学发生学：意义、方法与问题[J].光明日报，2005-01-11.
[3] 黄龙祥.经脉理论还原与重构大纲[M].北京：人民卫生出版社，2016：6-209.

论框架下，脉之大者为“经”，脉之小者为“络”。可见，“经脉”一词在不同的理论框架中表达完全不同的内涵。从二者的关系而言，联系之脉是从血脉这一实体之脉抽象出来的，但其产生后就不再受血脉的束缚和局限，可以包容或整合更多实体的功能。而在汉代“气血循环”学说的构建过程中，借用联系之脉以补气血循环理论循行路径的缺陷，经脉理论被整合到血脉理论之中，为后人对经脉理论的正确理解设置了重重屏蔽，导致实验研究者发出了持续几十年的“经络是什么”的追问。在明确了经脉概念的含义、发生基础上，他进一步指出了古代经脉学说的本质与价值，认为经脉理论隐含着“人体特定远隔部位——体表－体表、体表－内脏之间存在特定的联系”的科学问题，但该理论的假说没有反映出对人体“体表－体表－内脏关联律”的本质，其对于当代乃至于未来生命科学的价值在于其发现的规律，而不是古人提出的假说。由此可见，中医理论的发生学研究，对于正确理解中医基本概念的含义与所说明的问题，进而构建中医理论及开展现代科学研究的有重要价值。

3. 诠释学方法揭示其意蕴与价值

诠释学作为一门关于理解、解释和应用的技艺学，其主要任务一是确立语词、语句和文本的精确意义内容，二是找出这些符号形式里所包含的教导性的真理和指示，并把这种真理和指示应用于当前的具体情况。严格地说，中国学术史上从来也不存在一种作为理论出现的诠释学，但通过对经典的不断诠释来传承与拓展一种思想传统历来是中国文化的一大特点，也是中医学术发展的特点之一。因此，诠释学在中国哲学思想、自然科学包括中医学等领域也得到了广泛应用，其中傅伟勋[1]提出的作为一般方法论的创造的诠释学与中医学概念的研究关系最为密切。创造的诠释学共分五个辩证的层次：①“实谓”层次——“原思想家（或原典）实际上说了什么？这一层次主要

---

[1] 傅伟勋. 创造的诠释学及其应用[J]. 时代与思潮，1990（2）：239-259.

是考证、训诂、版本辨析等。②“意谓”层次——“原思想家想要表达什么？”或“他所说的意思到底是什么？”这一层次主要通过语意澄清、脉络分析、前后文表面矛盾的逻辑解消、对原思想家时代背景的考察等，尽量“客观忠实地”了解并诠释原典或原思想家的意思或意向。③“蕴谓”层次——“原思想家可能要说什么？”或“原思想家所说的可能蕴涵是什么？”这一层次则关涉种种思想史的理路线索、原思想家与后代继承者之间的前后思维连贯性的多面探讨、历史上已经存在的种种原典诠释等。④“当谓”层次——“原思想家（本来）应当说出什么？”或“创造的诠释学者应当为原思想家说出什么？”这一层次诠释学者设法在原思想家的教义的表面结构底下发掘深层结构，据此批判地考察在“蕴谓”层次所找到的种种可能意蕴或蕴涵，从中发现最有诠释理据或强度的深层意蕴或根本义理出来。⑤“必谓”层次——“原思想家现在必须说出什么？”或“为了解决原思想家未能完成的思想课题，创造的诠释学者现在必须践行什么？”这一层次诠释学家不但是为了讲活原思想家的教义，还要批判地超出原思想家教义的局限性或内在难题，解决原思想家所留下而未能完成的思想任务。在这五个层次中，前三个层次完成的是“批判的继承”的任务，后两个层次才是“创造的发展”。

傅伟勋的创造的诠释学方法为中医学概念的研究提供了思路与方法，于智敏[1]运用该方法诠释中医“毒”概念，认为中医“毒”概念的提出，实际上是在探讨一种研究、解决复杂科学系统集成的方法，是中医认识疾病的一个理论模型、分析疾病的一种逻辑形式、解决复杂问题的理论工具，其侧重点在于说明“毒”这个复杂事物对“人体－生命”这个有机结合体整体性质的影响及危害程度。赵

---

[1] 于智敏．中医药之“毒”[M]．北京：科学技术文献出版社，2007：169–170，181–184.

凯维[1]遵循诠释学“实谓、意谓、蕴谓、当谓、必谓”的五步骤，诠释了病机“辨证机、调气机、开枢机、启神机、焕生机”的核心内涵，认为病机蕴含证机标本，反映气机升降，体现枢机开阖，诊察神机得失，判断生机有无，揭示病机概念蕴藏的深层意蕴，充分体现了诠释学所提倡的创新性。另外，有学者运用诠释学的方法对玄府、禀赋、证候、浊阴、浊邪和浊病、络脉络病与病络等概念进行诠释，并且突出强调了诠释学实践智慧思想[2, 3]。由此可见，将诠释学方法用于中医概念的研究，不仅有助于中医学术的继承，同时也可以促进中医学术的创新。

概念是理论构建的细胞，理论可以说是概念之网络，要构建结构合理、层次清晰、逻辑自洽的中医理论体系，首先必须明晰中医理论基本概念的内涵与外延，规范其表述，而逻辑学方法、发生学方法、诠释学方法对于中医概念的研究均有不可替代的作用。而概念的明晰与规范，也是促进中医理论多学科研究及中医学术普及与交流的前提条件。中医概念问题的研究，可谓任重道远。

《中医学概念问题研究》分概论、概念研究、发生研究与研究述评四部分，其中也充分运用了上述三方面的方法。鉴于中医概念问题历史与现实的复杂性，要求集多学科知识于一身，而本人水平有限，不妥之处恐在所难免，敬请各位同道提出宝贵意见，以促进中医概念问题研究水平的不断提升。

邢玉瑞

2016 年 11 月于古都咸阳

---

[1] 赵凯维．中医病机概念诠释［D］．北京：中国中医科学院，2010.

[2] 常富业，王永炎．浅谈诠释学方法在中医学中的应用［J］．天津中医药，2010，27（4）：267–270.

[3] 王永炎，郭蕾，张俊龙，等．论诠释学与中医学创新［J］．中医杂志，2010，51（7）：587–589.

目录

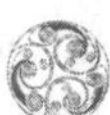

概论

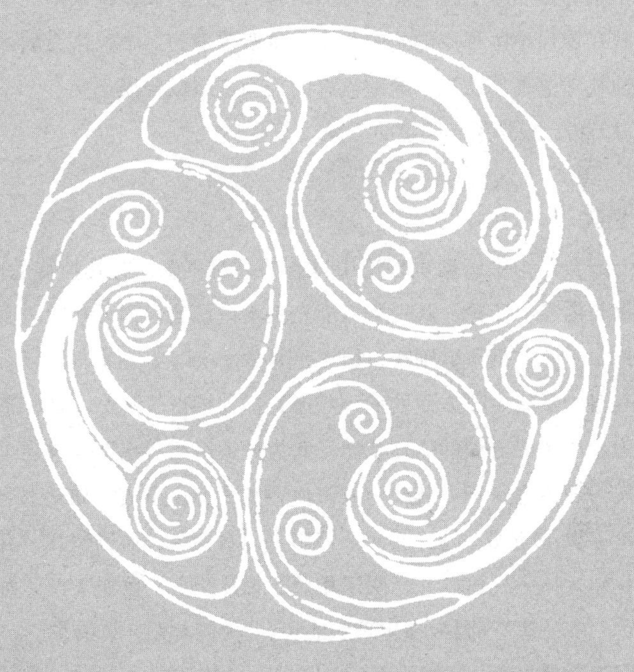

中医理论研究应重视概念的逻辑统一性

古典中医理论大多是借用自然语言表述，加之其取象思维方式的影响，对概念常常缺乏严格的定义。由此导致中医学概念较为模糊或多歧义，而且独有的科技术语相对匮乏，一定程度上限制了中医学术的发展。中医概念的自然语言特性及其模糊性缺陷，也常常反映在现代中医理论的研究之中，主要表现为对中医概念的逻辑统一性缺乏清晰的认识，导致概念的人为割裂或错误定义。今举三例予以辨析，以期引起同道的重视。

1. 虚实

虚实作为中医病机理论中特有的一对概念，有其独特的内涵。根据《内经》所论，其一为以邪正关系论虚实。如《素问·通评虚实论》所说："邪气盛则实，精气夺则虚。"即实，指邪气亢盛，是以邪气盛为矛盾主要方面的病理状态；虚，指正气不足，是以正气虚损为矛盾主要方面的病理状态。此为后世医家所熟悉与重视，并视虚实为证治之大纲。其二为以气血逆乱状态论虚实。如《素问·调经论》说："五脏之道，皆出于经隧，以行血气，血气不和，百病乃变化而生……气血以并，阴阳相倾，气乱于卫，血逆于经，血气离居，一实一虚。"因为在生理状态下，"夫阴与阳，皆有俞会，阳注于阴，阴满之外，阴阳均平，以充其形，九候若一，命曰平人"，即人体经脉气血循环正常，阴阳经脉输布均衡。所以，当经脉气血输注、出入、聚散失衡，形成偏聚偏失之态，则导致虚实的病机变化，《素问·调经论》概括为："有者为实，无者为虚。"诚如姚止庵《素问经注节解》所说："气血运行，上下循环，乃为无病。并则偏于一，而病起矣……并则血与气相失而虚实分焉。是故惟并则有，惟有则实。惟有'有'有实，故有'无'有虚也。相失者，虚实悬殊也。"

故有学者将此虚实病机变化概括为“有无虚实说”[1]，即气血在不同部位之间的分布，呈异常聚盛者称“有”名“实”，反之为“无”名“虚”，这是关于物质和能量在空间的动态关系的概念。这种虚实病理常“虚与实邻”(《灵枢·官能》)、相伴共生。其实，从空间物质能量的分布角度来认识人体的生理病理，是古代中外学者的共识。如古希腊学者希波克拉底在《论人性》中指出：“人的身体内有血液、黏液、黄胆、黑胆，这些元素构成了人的体质……这些元素的比例、能量和体积配合得当，并且是完善地混合在一起时，人就有完全的健康。当某一元素过多或缺乏时，或一元素单独处于身体一处，血与其他元素不相配合时，便感到痛苦。当一种元素离开其他元素而孤立时，不仅仅是它原来的地方要闹病，就是它所停留的地方也要闹病，因为过多了，就造成痛苦和疾病。事实上，当一种元素流出体外超过所应当流出的量时，这个空虚处便酿成疾病。另一方面，假如体内发生这种空虚，即当某一元素移动或离开其他元素时，依上面所说的，人一定感到双重的痛苦：一在该元素所离开的地方，一在元素所流到的地方。”[2]可见希波克拉底的观点与《内经》的认识何其相似。

当然，邪正虚实与有无虚实之间有着密切的联系。如从邪之广义出发，“气并”即为气滞、气逆、气郁、气结、气闭，“血并”即成为瘀血，均属于邪的范畴，与“邪气盛则实”相符。而气血离于某处，该处即产生血虚，与“精气夺则虚”相合。故临床上对病机的分析，也多是二者结合应用。

卢红蓉《〈黄帝内经〉中的虚实之辨》一文认为，《内经》中的虚实具有多方面的含义，分列为正气分虚实、邪气分虚实、病机辨析明虚实、脉象察虚实、证候属性探虚实、治疗补泻调虚实、脏腑功能论虚实和虚与实、运气天时观虚实等八个方面，并认为现今医家有将虚实理论局限化的趋势，虚实

---

[1] 张西俭.《内经》虚实理论中有无说辨[J].北京中医药大学学报,1995,18(4):12-15.

[2] 卡斯蒂廖尼.医学史[M].桂林：广西师范大学出版社，2003：120.

病机、虚实证候是现今关注的核心，其他的虚实理论则有边缘化的趋势[1]。但根据中医理论，病机决定着证候的属性，证候则是病机的反映，而治疗之调虚实也是针对病机之虚实而言，因此病机辨析明虚实、证候属性探虚实和治疗补泻调虚实三者之间有着内在的逻辑统一性。该文在此一分为三，无疑存在着将虚实概念割裂之嫌。而为了论证其治疗补泻调虚实之观点，引用《灵枢·九针十二原》"凡用针者，虚则实之……邪胜则虚之"为证，明显是对"实""虚"二词使动用法的误解。另外，正气分虚实、邪气分虚实、脉象察虚实、脏腑功能论虚与实、运气天时观虚实等也与病机之虚实有着内在的联系，也正由于此，后世医家才主要发展了《内经》的虚实病机理论，其他的虚实理论被边缘化正是中医理论发展的必然，因其大可不必再独立发展。

2. 胃气

胃气作为中医学中的一个重要概念，最早见于《内经》。但《内经》对胃气概念并没有做明确的界定，而时至今日，关于胃气的内涵，仍然是众说纷纭。如新版《中医大辞典》将胃气解释为：一指胃的生理功能；二泛指人体的精气；三指脾胃的功能在脉象的反映，即带和缓流利的脉象[2]。路军章等认为，从《内经》来看，胃气所指有三,一为后天元气，二为脾胃的气机，三为胃腑的气机。由此归纳胃气有广义和狭义之分，广义的胃气是指人之正气，亦即后天元气；狭义的胃气是指脾胃的生理功能[3]。另有学者甚至诠释胃气的内涵有

---

[1] 卢红蓉.《黄帝内经》中的虚实之辨［J］. 中国中医基础医学杂志，2008，14（4）：243-244，247.

[2] 中国中医研究院，广州中医药大学. 中医大辞典［M］. 2版. 北京：人民卫生出版社，2005：1228.

[3] 路军章，杨明会. 胃气理论探析及其在临床中的应用原则［J］. 中华中医药杂志，2005，20（4）：201-203.

五个方面：一是指维持胃功能活动的物质基础，二是对以脾胃为核心的消化系统的功能状态的概括，三是指胃的生理特性，四指脉的柔和之象，五是指舌苔形成的主要因素[1]。上述诠释大多在不同程度上存在着对《内经》及其他古代医著原文的错误理解，尤为严重的是在对胃气内涵的解释中，将气（或精气）、气机、生理功能、生理特性乃至脉象表现等并列，则明显地违背了逻辑的自洽性。

从概念的划分角度而言，胃气是人体之气不断划分的结果。人体之气根据分布部位、功能等不同，可划分为元气、宗气、营气、卫气、脏腑之气、经络之气、筋气、脉气、骨气、上气、中气、谷气、清气、浊气等概念。胃气即是在脏腑之气基础上演化出来的概念。正如张介宾《类经·卷十三》所说："真气，即元气也……气在阳分即阳气，在阴即阴气，在表曰卫气，在里曰营气，在脾曰充气，在胃曰胃气，在上焦曰宗气，在中焦曰中气，在下焦曰元阴元阳之气，皆无非其别名耳。"由此可见，胃气概念的形成源于哲学之气与中医实践经验的结合，是脏腑之气进一步具体化的产物，其内涵当指胃腑之气，是胃功能活动的物质基础。重视胃气的思想则源于对饮食活动与生命及健康关系的认识，也与古代诊疗手段的局限有密切关系。脉以胃气为本观念的形成，则源自于对胃为气血生成之源及循环中心的认识，并认为胃气是心脏与脉搏搏动的动力来源。胃气概念在不同情况下的应用，具有其内在的统一性，不可分割理解。将胃气解释为胃之气机、生理功能、生理特性乃至脉象表现等，无疑都是错误的。

3. 正治与反治

正治与反治之论首见于《素问·至真要大论》，是针对病证的本质与表象关系不同而采用的治疗原则。历版高等中医药院校规划教材《中医基础理论》对正治与反治，大多认为正治是指逆疾病的临床表现性质或证候性

[1] 马居里，严惠芳."胃气"内涵的现代诠释[J].陕西中医，2005，26（9）：939–941.

质而治的一种治疗法则，反治是指顺从疾病外在表现的假象而治的一种治疗法则。即正治是针对疾病或证候性质，反治是针对疾病假象。如此划分与界定，就违反了形式逻辑有关概念划分及定义的规则。形式逻辑概念划分的规则为：①同层次划分只能根据一个标准；②划分后的子项必须相互排斥；③划分应当相称，即划分后的子项外延之和应与母项的外延相等；④划分必须逐层次进行。正治与反治是对治本概念的同层次划分，所以划分标准必须统一，而不能正治从疾病性质界定，反治从疾病假象界定，如此则违背了概念划分规则①，犯了“混淆标准”的逻辑错误。另外，从疾病性质而言，无论正治、反治，均是逆疾病性质而治的治本措施，所以，若以疾病性质作为划分标准，势必违背概念划分规则②，犯了“子项相容”的逻辑错误，无法区分出正治与反治，自然也就违背了概念划分应当相称的规则，犯了“划分不全”的逻辑错误。从下定义的角度而言，由于以逆疾病性质而治界定正治法，则正治法已包含反治法在内，故又违背了定义必须相应相称，即定义概念的外延必须和被定义概念的外延相等的规则，犯了“定义过宽”的逻辑错误。

正治与反治，从概念间的关系言，当属矛盾关系，即在同一属概念下的两个种概念的外延相互排斥，且它们的外延之和等于属概念的外延。这里治本是属概念，正治与反治是治本这一属概念下的两个种概念，所以，对正治、反治的界定及划分，必须考虑其外延相互排斥且总和等于属概念外延的条件。由于治病求本是就疾病的本质和表象而言，指透过疾病的表象抓住其本质，针对疾病本质进行治疗的法则，而疾病本质与表象的关系，无非相符与不完全相符两种，对前者治疗用药逆其本质自然也逆其表象，如《素问·至真要大论》言“寒者热之，热者寒之……坚者削之，客者除之，劳者温之，结者散之，留者攻之，燥者濡之，急者缓之，散者收之，损者益之”等。对本质与表象不相符者，治疗用药逆其本质则反顺从了疾病的表象，故《素问·至真要大论》说:“热因热用，寒因寒用，塞因塞用，通因通用。”由此可见，正治与反治的区别，关键在于治疗用药与疾病表象相反还是相同，故对其划分，必须以疾病表象为标准，正治当指治疗用药的性质、作用趋向与疾病表象相反的一种治则，适用于病情单纯，表象与本质一致的病证；反治则指治疗用药的性质、作用趋向顺从疾病表象的治则，适用于病变复杂，表象与本质不完全一致的病证。另外，“塞因塞用”“通因通用”以及“甘温除热”之“热因热用”，虽然疾病表现出的通利、壅塞等表象与其本质不尽一致，但其表象都是对内在复杂病理变化的真实反映，不属于假象。因此，若依据“顺从疾病假象而治”来界定反治法，就违背了定义概念的外延必须和被定义概念的外延相等的规则，犯了“定义过窄”的逻辑错误。同时，从概念的划分而言，由于正治法用于疾病本质与表象一致的情况，不存在假象，故反治法的界定又违背了概念划分中同层次划分标准应该一致的规则。所以，对反治法的界定，只能表述为反治法是治疗用药的性质、作用趋向顺从疾病表象而治的一种治则，这里表象既可是假象，也可是真象。

古典中医理论虽多用自然语言表述，对概念缺乏严格的定义，但随着时代的变化，中医学所依存的文化背景的巨变，现代对中医概念的规范要求也愈来愈高，中医概念的相关研究也得到了更多学者的关注，在此形势下，更应重视中医概念的逻辑统一性。

中医学的概念特征研究

任何时代、地域的科学家都是运用理论思维的形式，即一系列的概念和范畴去总结、概括该时代、地域的科技成果，以认识自然界。中医学也是如此，借助一系列的概念、范畴构建其理论体系，只不过由于中医学植根于中国传统文化的土壤之中，受中国传统思维以把握动态中事物的关系为主要倾向、以阴阳五行为主要思维工具、以取象类比为主要认识方法、形式化的逻辑方法并不成熟等因素的影响，其概念体系具有以下特征。

1. 从科学语言的类型言——以自然语言为主体

科学语言可以划分为三类：一是自然语言，即人类在历史发展中逐渐形成的各种日常语言。二是符号语言，即用特定的符号描述对象的一种语言类型，是近代以来科学应用的主要语言。三是形式化语言，即数学语言与逻辑语言[1]。中医学研究问题的领域，主要局限于日常生活世界，着眼于人的饮食起居、生育繁衍、生老病死，以及地理、气候、物候与社会等生活环境，通过主体的体验、经验来把握人体的生命活动规律及健康与疾病的转化规律，大量借助日常生活语言来构建其理论体系，如具有哲学意味的木、火、土、金、水五行，病因之外感风、寒、暑、湿、燥、火六淫，病机之表里、寒热、虚实，诊断之面与舌色青、赤、黄、白、黑等，脉象的浮、沉、滑、涩、缓、紧、长、短或弦、毛、石、钩等描述，治法之补虚泻实、升清降浊、寒者热之、热者寒之等，大多为日常生活语言，而缺少符号及形式化语言。虽然自然语言是人们有意识地走向世界的第一个阶梯，也是通向科学的路标，但与科学术语的抽象性、准确性、通用性等相比较，自然言语的语词总是显示出某种含糊性、不可通用性等，影响了中医学与现代科学技术的融通及在世界范围的传播。

2. 从概念的定义方式言——名词繁多而定义很少

传统中医药学由于以自然语言为主体进行表述，其概念缺乏相

---

[1] 李醒民．科学的文化意蕴——科学文化讲座［M］．北京：高等教育出版社，2007：149.

应的规范与淘汰机制，造成名词术语繁多，但规范的定义极少。以《内经》为例，该书奠定了中医理论体系的基础，但涉及中医专业的概念大多没有明确的定义，如“阳气”概念在《内经》中共出现142次，却没有明确的界定，只有《素问·生气通天论》说：“阳气者，若天与日。”对阳气予以比喻性说明，认为阳气之于人体，犹如太阳之于自然界，人们可以通过太阳的功能及昼夜循环，类推人体阳气的功能及昼夜节律变化。再如藏象概念，首见于《素问·六节藏象论》，该篇提出“藏象何如”的问题，然后分别阐述了心、肝、脾、肺、肾五脏在人体的主要功能、联系的组织器官及与自然界的通应关系，但并未对藏象概念进行明确界定。中医病机概念也是如此，病机一词首见于《素问·至真要大论》“谨候气宜，无失病机”及“审察病机，无失气宜”之论，但对何谓病机并没有严格的定义，导致后世理解的争议，现代中医学一般认为病机就是指疾病发生、发展与变化的机理，也有学者提出《内经》的“审察病机”是指通过四诊审察病的机兆，不是讨论发病的病因和机理[1]。

3. 从概念的定义形式言——多为外延定义

众所周知，概念的定义一般可以分为内涵定义与外延定义，其中最常见的内涵定义形式，也是最常用的定义的方法可用以下公式表示：被定义项＝种差＋临近属概念。中医学由于主要着眼于事物功能状态的研究，在对概念进行定义时常常使用描述性定义，即通过列举对象若干属性（尽可能是具有特征性的）以使该对象同其他对象区别开来，从而识别对象。这种描述即是通过列举词项的外延，来明确概念的外延定义。如《素问·六节藏象论》对肺的描述曰：“肺者，气之本，魄之处也，其华在毛，其充在皮，为阳中之太阴，通于秋气。”即从事物的功能之“象”及其相互联系来认识和界定人

[1] 王强.《黄帝内经》的“病机”是指病的机兆[J].陕西中医学院学报，2014，37(2)：9-10.

体之“藏”，把握人体脏腑的功能。《伤寒论》对病证的命名也大多如此，如第 2 条说：“太阳病，发热，汗出，恶风，脉缓者，名为中风。”第 3 条说：“太阳病，或已发热，或未发热，必恶寒，体痛，呕逆，脉阴阳俱紧者，名曰伤寒。”就是从外延描述定义证候的典范，它依据的是所出现的症状体征序列。再如五脏即心、肺、脾、肝、肾的合称，六腑是胆、胃、小肠、大肠、膀胱、三焦的总称，六淫即风、寒、暑、湿、燥、火（热）六种外感病邪的统称等，比比皆是。

4. 从概念所指而言——具有多相性特征

中医学在中国传统哲学的影响下，喜欢把人体及其所处环境作为一个整体来考察，主要关心的是整体的功能而不是要素的特性，而整体总是有许多属性和关系，所以中医学的基本概念和范畴往往是多相的。概念的多相性，是指一个概念或范畴往往是通过多个判断从不同角度、不同层面来规定，而不是从一个方面或侧面加以界定[1]。如《内经》对“神”的论述即用多个判断加以规定，《灵枢・本神》言“故生之来谓之精，两精相搏谓之神”，谓神是人体生命的创造者、主宰者和原动力；《灵枢・小针解》言“神者，正气也”，《灵枢・平人绝谷》言“故神者，水谷之精气也”，谓神是人体的正气。《素问・八正神明论》曰：“何谓神？岐伯曰：请言神，神乎神，耳不闻，目明心开而志先，慧然独悟，口弗能言，俱视独见，适若昏，昭然独明，若风吹云，故曰神。”言神即灵感。《素问・天元纪大论》言“阴阳不测谓之神”，则谓神有神奇、玄妙之义。中医学的重要概念气，“实质上没有确定的逻辑内涵，也缺乏确定的逻辑外延；它可

[1] 刘文英．论中国传统哲学思维的逻辑特征［J］．哲学研究，1988（7）：61–68.

以诠释自然、生命、精神、道德、情感、疾病等一切认知对象的起源与本质”[1]。由此可见，多相式概念的内涵和外延都不那么确定，内涵所包含的成分或要素很难穷尽，外延的界限也只有一个大致的轮廓，概念具有明显的多义性和流动性，同一概念可具有不同功能，实体范畴、属性范畴和关系范畴的界限不清，可因情、因人、因时而变，只有具体情况具体分析才能把握。如“阴阳”范畴，当它们表示阴气、阳气，肾阴、肾阳时，自然属于实体范畴。但当它们表示两种趋势、状态、作用时，又可能是属性范畴或关系范畴，八纲辨证中的阴阳即属于属性范畴。另有学者对《中医大词典》之《中医基础》《方剂》分册的术语进行统计，发现一词多义比率分别高达 15.8%、14.1%，远远超过了西医学的 0.3%[2]。

多相式概念的优点在于从宏观上能够把握对象的整体，概念具有一种灵活性、流动性和兼容性，常常启发人们从不同的方面进行思考，从而给人一种博大而深邃的感觉；缺点在于难于把握对象的要素，由于没有精确的概念，很难形成严密的理论。

5. 从概念的抽象程度而言——具有形象性特征

中医学的概念不同于现代逻辑，后者舍弃事物形象，在某种纯粹理性认识状态下，反映事物本质的抽象概念，而前者是在收集和保留事物形象状态下，反映、把握事物的思维形式和思维工具，因而大多是一种意象，带有一定的形象性。正如美国学者艾兰在论述中国古代哲学概念时所说：“概念是根植于隐喻的抽象观念……因为自然现象在抽象哲学原则系统化时充当了模型，与现象相连的意象仍蕴含在哲学陈述的语汇中。”“于是，意象是内在于哲学概念中并与之不可分割。这不仅在分析特定的概念时可以得到证明，它

[1] 曾振宇．思想世界的概念系统［M］．北京：人民出版社，2012：18.

[2] 许志泉．中医学术语的多义性及其标准化［J］．山东中医学院学报，1994，18（5）：329-331.

也体现在概念间的动态关系之中。”[1]中医学理论构建大量借用了中国古代哲学概念，因此，中医学中最为抽象的表示事物发展中两种对立趋势和相互关系的阴阳范畴，其本质乃在于对事物动态形象的概括，《素问·五运行大论》明确指出：“阴阳者，不以数推，以象之谓也。”《素问·阴阳应象大论》谓：“水火者，阴阳之征兆也。”阳象征动的、热的、向上的、向外的、明亮的、亢进的等类似于火的特征，阴象征静的、冷的、向下的、向内的、晦暗的、收敛的、柔弱的等类似于水的特征。《素问·阴阳应象大论》所要说明的是作为“天地之道，万物之纲纪”的阴阳范畴，恰恰适应于动态之象，属于象这一层次，是关于象的理论。五行理论的最早提出，一般认为以《尚书·洪范》为标志。该书云：“五行：一曰水，二曰火，三曰木，四曰金，五曰土。水曰润下，火曰炎上，木曰曲直，金曰从革，土爰稼穑。润下作咸，炎上作苦，曲直作酸，从革作辛，稼穑作甘。”这里的五行，已经主要不是五种物质材料的概念，其主要含义已升华为五种功能属性，成为代表五种功能属性的符号，是五种象征性意象或形象化符号，也属于象的范畴。道、气范畴也是如此，诚如艾兰所说：“‘道’的原始意象是通道或水道，利万物的水与河系，永不枯竭的溪流，沉淀杂质自我澄清的池水。”“‘气’以水蒸气为模型，但它的扩展的意义也涉及水的各种形态，从坚冰到流水，到蒸发的水蒸气。”[2]正由于中医学概念的形象性特征，使得取象类推成为中医学的重要思维方法，即在观物取象的基础上，发现不同现象或事物之间的相似性，进而采用比喻、象征的方法以说明问题。

---

[1] [美]艾兰.水之道与德之端——中国早期哲学思想的本喻[M].北京：商务印书馆，2010：36，93，147.

[2] [美]艾兰.水之道与德之端——中国早期哲学思想的本喻[M].北京：商务印书馆，2010：36，93，147.

6. 从概念的构词形式言——具有辩证思维的特征

词汇可以显示出一个民族在认识世界的过程中业已达到的知识的广度和深度，也可以体现一个民族的语言特点和思维模式[1]。中医学概念的构词也蕴含和承载了当时中华民族的语言特点和思维方式，尤其是成对出现的反义词构成的对立性的医学概念，如天地、阴阳、刚柔、水火、表里、内外、浮沉、升降、邪正、虚实、寒热、清浊、标本、逆从、新故、间甚、缓急、补泻等，理论构建的这种词汇特点，从逻辑上看，正是深层辩证思维的反映。

老子作为先秦时代的辩证法大师，大量揭示了客观事物矛盾统一的现象和规律，五千多字的文章中，论述相互对立的概念达七八十对之多，他不仅认识到了事物之间的对立关系，而且也论述了对立物之间的统一。从中医学成对出现的具有反义性质的医学词语中，我们也可以看到中国传统哲学辩证思维方法对中医学所产生的重大影响。

7. 从标准化的角度而言——概念的规范性弱

中医概念的多相性、形象性导致了概念的规范性较弱，具体表现为着眼于现象命名，异名同质、同名异质现象极为普遍。如“癫”，在传统中医学中所指有三：一是精神失常的疾病，二是癫痫，三是神志清楚但手足动摇、语言謇涩的病证[2]。即使同一著作，有时也常见名同实异的现象。如《内经》消瘅一词，《素问·通评虚实论》谓：“凡治消瘅、仆击、偏枯、痿厥、气满发逆，甘肥贵人，则高梁之疾也。”《灵枢·本脏》也说：“心坚则脏安守固，心脆则善病消瘅热中……脾脆则善病消瘅易伤。”一般认为这里所论消瘅，类似于现代的糖尿病。但《灵枢·五变》论消瘅则说：“五脏皆柔弱者，

---

[1] 姜燕.《甲乙经》中医学用语研究［M］. 北京：中华书局，2008：263.

[2] 中国中医研究院，广州中医药大学. 中医大辞典［M］. 2 版，北京：人民卫生出版社，2005：1991.

善病消瘅……柔弱者必有刚强，刚强多怒，柔者易伤也……此人薄皮肤而目坚固以深者，长衡直扬，其心刚，刚则多怒，怒则气上逆，胸中畜积，血气逆留……血脉不行，转而为热，热则消肌肤，故为消瘅。”即消瘅是指五脏柔弱，气机刚强而致身热消瘦、消谷善饥、刚躁易怒、眼球突出、目光闪露有神等症状的疾病，很明显类似于现代的甲状腺功能亢进的突眼症。正由于中医概念的规范性弱，所以时至今日，中医术语的标准化研究仍然是中医学领域研究的重要课题。

8. 从逻辑性的角度而言——定义缺乏逻辑的严密性

中医概念的规范定义始于现代，随着中医规划教材、辞书的编著，以及中医术语标准化的研究，现代学者试图对中医学的基本概念予以规范、准确的定义。但由于中医概念固有的特征，以及中医人逻辑素养的欠缺，对一些基本概念的定义往往缺乏逻辑的严密性。以正治、反治概念为例，时至《中医基础理论》第九版规划教材，仍然认为正治“是指采用与病证性质相反的方药以治疗的治疗原则”，反治“指顺从病证的外在假象而治的治疗原则”[1]。正治与反治本是对治本概念的同层次划分，所以划分标准必须同一，而不能正治从病证性质界定，反治从病证假象界定，如此犯了“划分标准不同一”的逻辑错误。另外，从病证性质而言，无论正治、反治均是逆病证性质而治的治本措施，所以，若以病证性质作为划分标准，则犯了“子项相容”与“划分不全”的逻辑错误。从下定义的角度言，由于以逆病证性质而治界定正治法，则正治法已包含反治法在内，故又犯了“定义过宽”的逻辑错误。严格地说，正治指治疗用

[1] 孙广仁，郑洪新．中医基础理论［M］．北京：中国中医药出版，2012：279–280.

药的性质、作用趋向与疾病表象相反的一种治则，适用于病情单纯、表象与本质一致的病证。反治则指治疗用药的性质、作用趋向顺从疾病表象的治则，适用于病变复杂、表象与本质不完全一致的病证。再如关于胃气概念，《中医大辞典》解释为：一指胃的生理功能；二泛指人体的精气；三指脾胃的功能在脉象的反映，即带和缓流利的脉象[1]。但究其实质，胃气概念的形成源于哲学之气与中医实践经验的结合，是脏腑之气进一步具体化的产物，其内涵当指胃腑之气，是胃功能活动的物质基础[2]。脉象只是胃气活动的外在表现之一，而不能作为胃气的内涵看待。

9. 从概念发生演变的角度言——叠层累积发展

现代科学的发展显示，科学发展实际上是科学语言的进展，科学知识的增长与科学语言的增长是同步的，在科学知识的增长过程中，语言也增长了。科学革命是科学语言的根本改造和科学词典的重新编撰。科学革命突破了现存的科学语言，创造出全新的术语和语句，或对旧有的术语和语言赋予崭新的含义，从而需要编撰新的科学词典，用以表达新的科学观念和科学理论。

中医概念的发生演变常表现为叠层累积的缓慢发展，而不是新陈代谢式的，更不用说科学革命了。如肝主疏泄中“疏泄”一词，最早见于《素问·五常政大论》，本义为岁木太过，木气达土，土得木气之宣畅而疏通。朱丹溪在《格致余论》中提出：“主闭藏者肾也，司疏泄者肝也。”认为与肾主闭藏相对而言，肝有疏泄精液的作用，首次将疏泄作为肝的功能论述。现代学者在此基础上，总结前人的论述，提出肝有主疏泄的功能，即疏通、调畅全身气机，进而影响着血液和津液的运行、脾胃的运化、情志的变化及生

---

[1] 中国中医研究院，广州中医药大学．中医大辞典［M］．2版．北京：人民卫生出版社，2005：1228.

[2] 邢玉瑞．胃气概念及其理论的发生学研究［J］．中国中医基础医学杂志，2006，12（6）：409-411.

殖功能等诸多方面。从《内经》到现代，疏泄的内涵不断累积丰富，但并未发生革命性变革。另一方面，由于中医学的学术范式与现代科学技术具有一定的不可通约性，虽历经中西医结合、中医现代化等研究，但总体上属于对中医理论的科学诠释性研究，其成果绝大部分难以纳入中医学的理论体系，也未为中医基础理论提供大量新的概念、理论。相对而言，中医学术的发展呈现出新生概念少，淘汰则争议，整理有变异，集成不全面，纳新显西化，标准推广难的局面。由此导致中医学科分化得不到支撑，学术交流推广受到阻碍。

概念为理论构建的基本单元，认识中医学概念的特征，对于正确认识中医理论的特质，构建新的中医理论体系框架，以及开展中医术语的标准化与中医理论的现代化研究，促进中医学术的健康发展，无疑都具有重要的意义，期待更多同仁的参与和争鸣。

10. 从概念的语用角度而言——符号替代使用

语用学是语言学各分支中一个以语言意义为研究对象的新兴学科领域，是专门研究语言的理解和使用的学问，它研究在特定情景中的特定话语，研究如何通过语境来理解和使用语言，研究语言在一定的语境中使用时体现出来的具体意义。语言作为一种符号，也是对等的共有信息的物质载体。它作为人类彼此之间的一种约定，能传递一种本质上不同于载体本身的信息。但在中医学领域，一些语词概念在一定的语境下使用时，却具有与语词本身含义不同但相关的语义，由此形成符合替代的现象，主要体现在以下两个方面。

（1）五行语境下的概念替代

五行学说将人体、自然界乃至社会的不同事物、现象纳入五行体系后，同一行之间的事物称谓在一定的语境下可相互替代。如《素问·阴阳应象大论》说："筋生心""血生脾""肉生肺""皮毛生肾""髓生肝"。这里的筋、血、肉、皮毛、髓五体作为符号，实际指代的是相应的肝、心、脾、肺、肾五脏，即按五行相生关系，肝木生心火，心火生脾土，脾土生肺金，肺金生肾水，肾水生肝木。故王冰注释“髓生肝”谓:“《阴阳书》曰：水生木。然肾水之气，养骨髓已，乃生肝木。”其他如中医治则治法所言“培土生金”“金水相生”“泻南补北”等，莫不如此。

（2）干支符号的语义转换

天干地支，简称为干支，原本是古人记录年、月、日的符号，但在后来的实际运用过程中，其形式与内容、主体与客体之间已经发生了互渗，干支被赋予了丰富的文化内涵，构成了一个既具有独立性质，又能与阴阳、五行、脏腑等互换、互动的符号系统。如中医藏象学说所言“乙癸同源”，即以乙癸分别指代肝肾，将肝肾之间精血同源互化的关系概称为乙癸同源。再如在运气学说中，干支符号作为重要的推演工具，可以代指五运、六气及其太过、不及的状况等。

概念研究

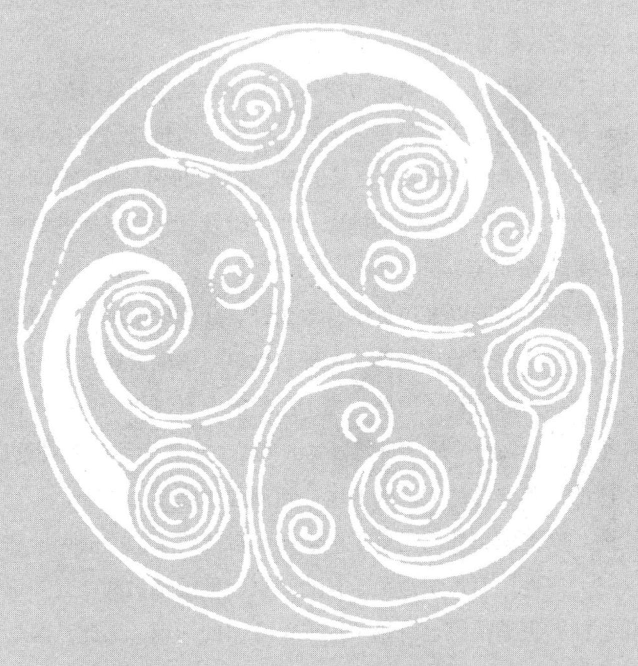

中医学的概念、属性与特点

为了明了中医学的概念与学科属性，首先应对医学的概念与学科属性有所了解。医学的概念，似乎人人都很熟悉，但要做出科学而准确的定义却非易事。这是因为医学本身极端复杂，人们对医学的认识、理解不同，而研究者在语义上或在对所使用的概念的理解上也存在着一定的分歧。

由于医学的研究对象是生物属性与社会属性相统一的人，医学的基本矛盾是健康与非健康的矛盾，医学应当包括科学技术知识体系和医疗保健实践活动体系，是医理、医技和医业的综合体。因此，医学可以界定为是研究人的健康与非健康及其转归规律的科学技术知识和实践活动的体系。

近代科学发展以来，自然科学从哲学分离后便进入各领域的细节研究，医学也开始从生物、物理、化学的角度去探讨和研究人的生命运动和疾病过程。因此，关于医学的学科属性，人们往往视其为自然科学的一种或属于自然科学的范畴。但医学研究的对象是人，即个体的人和群体的人。人的生命活动受生物学、心理学、社会学规律的共同支配，从而决定了医学具备自然科学、心理科学和社会科学三大属性，而哲学是关于自然知识、思维知识和社会知识的概括和总结，医学认识也跨越了这三个方面的知识，因此，医学也具有哲学的属性，至少是具有医学层次的哲学性认识。所以，可以说医学是一个多学科、跨层次的立体系统，是人类发展史上自然科学、心理科学、社会科学和哲学发展的综合产物。

明白了医学的概念、属性，有助于我们认识中医学的概念、属性及其特点。因为从形式逻辑概念划分的角度而言，中医学是医学概念不断被限定的一个种概念。医学概念是中国医学概念的属概念，中国医学是指历史上和现时代在中国国土上流行过和正在流行的所有医学体系，如中国传统医学和西医学，所以，中国医学是中国传统医学的属概念。中国传统医学则是汉医学、藏医学、蒙医学的属概念。在中华民族创立的传统医学中，汉族医学的历史最为悠久，理论和实践经验最为丰富多彩，对中华民族的健康和繁衍贡献最大，在中西方科学文化交流中占据了突出的地位，代表着中国传统医学的水平，因而获得了中医学的称谓。所以，中医学实指中国传统医学体系中的汉族医学体系，是对中国传统医学体系中汉族医学的简称。

发源于中国传统文化的中医学除具有医学学科的特性外，与发源于古希腊文化的西医学相比较而言，又有以下几方面的特点。

1. 文化特点

中医学是在中国传统文化背景下孕育、成长和发展起来的。尽管在不同历史时期吸收了不同的文化及科技成果，但其文化母体始终未变。在哲学体系、思维模式、表达方式、价值观念等方面始终与中国传统文化一脉相承，因而中医学无疑具有中国传统文化的特质。文化学研究认为，任何一种文化的特性，是在该文化的发生时期决定的。各民族由野蛮时代跨入文明时代所走的不同路向，决定着其民族文化心理的深层结构，即“原始－古代积淀层”。民族文化的“原始－古代积淀层”是民族文化的坚硬内核，或曰“文化基因”，具有强大的文化遗传性，它犹如决定物种进化演变的基因一样，也决定着该民族文化的发展趋向及形态。

文化又是一个在特定的空间发展起来的历史范畴。不同民族在不同的生活环境中逐渐形成了风格各异的生产和生活方式，孕育了各种文化类型。地理环境是文化赖以产生的基石，是形成人类文化的复杂网络中的重要成分，它通过物质生产方式这一中介影响或决定着各民族、各国家的文化类型。中国传统文化产生在区别于开放性的海洋环境的半封闭的大陆－海岸型地理环境之中，这样的地理环境，适合于农业发展，孕育了不同于工商业经济的个体农业和手工业相结合的自给自足的自然经济，由此造就了中华民族尚农、务实、循环、变易、中庸、注重自然节奏等文化观念。在社会组织上，中国古代是以血缘关系为纽带联结起来的家国同构的宗法制社会，其地域国家组织与血缘宗法组织互为表里，而不同于以纯粹地缘组织取代血缘氏族组织的多元化社会。由此形成了中华民族重人伦而轻自然、重群体而轻个体，以及先王观念和传统崇拜的流行。

总之，地理环境、物质生产方式、社会组织的综合格局，决定了中国传统文化的特征，即除语言文字外，第一是"天人合一"的整体观，认为主体和客体是统一的，人是整体宇宙的一部分，自然与人类有统一性。第二是综合系统思维方式。中国思维重综合，着重从整体上把握事物，强调事物的关系与功能，不注重它的实体和元素，并把主体和客体综合在一起，把客观知识与主观行为综合在一起，成为综合性思维。第三是以社会和谐为本位的人文主义精神，其基本精神是宇宙以人为中心，知识以利于人为准绳[1]。第四是注重实用，注重实践。其所作所为大都从实际效用出发，排斥或蔑视空谈和空想，做学问也强调"经世致用"。注重实用的特点，又演化为注重经验传承、崇尚祖先、崇尚权威、长于继承、弱于创新等文化倾向。第五是重视时间，或称为时间型文化，强调的是周期性变化、连续、合一、求同、无形，与西方空间型文化偏重非周期性变化、间断、分立、求异、有形适成鲜明对照。

2. 时代特点

当我们说中医学是中国传统医学的一个分支时，已经赋予了中医学以时代特征。中医学以中国传统文化为母体。一般认为，中国传统文化及思维的成型期上限大致在夏商周三代，特别是商周时期，

[1] 田盛颐．序［M］// 刘长林．中国系统思维．北京：中国社会科学出版社，1990：7–8.

下限则大致在春秋战国及西汉时期。这一时期形成了中国传统文化的基本框架或主流形式，以后虽然也有不断的变化、衍生、发展，但总体上来说，并没有使这一格局有太大的改变。同时，由于半封闭的大陆－海岸型环境为中国传统文化提供了独立发展的地理条件，使其较完整地保留了民族传统，获得前后递进、陈陈相因的延续性，如学术上的先秦诸子学—两汉经学—魏晋玄学—隋唐佛学—宋明理学—清代朴学，其中虽然不乏受到外来文化的影响，但中国传统文化的特有情致和韵味却一脉相承，未坠于地。与西方文化的突破式发展演变不同，中国传统文化则呈现出连续性的特征。中医学正是在中国传统文化的这种连续性发展中不断发展、壮大的。中国传统文化的连续性发展是中医学在世界其他传统医学衰落后仍然能够存在并不断发展的根本保障之一。

一定时代人类科学技术、哲学思想的整体水平决定着一定的医学模式。所谓医学模式，是指在一定时期内，人类在认识自身健康与防治疾病过程中对医学问题的整体思维方法，它反映了一定时期医学发展的基本观点及研究的领域、方法和目标。远古时期的原始医学由于受文化、科学知识的限制，人们对健康和疾病的认识不足，认为健康和疾病乃神灵所赐，为了使机体健康，只好求神保平安，采用巫祝的形式治疗疾病，形成了神灵主义医学模式。在古代经验医学时期，哲学是一个科学群，无论是中国医学、西方医学和阿拉伯医学，还是天文学、力学、数学均囊括于哲学之中，统称为自然哲学。古代医学在朴素唯物辩证观的指导下探讨疾病和健康问题，用调节机体内外环境的平衡来治疗疾病和保持健康，形成了自然哲学医学模式。从 16 世纪到 19 世纪末，古老的医学摆脱了狭隘的经验束缚，以当时自然科学技术为基础，应用科学实验的方法，使医学步入了实验医学的新阶段，并形成了生物医学模式。随着现代社会及科学技术的发展，人类的疾病谱、死因谱发生了显著变化，医学心理学、医学社会学和社会医学的发展，以及对人体结构与功能分析的微观化、信息化，加强了医学理论整体化、综合化趋势。现代社会人类保健需要的不断提高，医学服务范围的不断扩大，促使医学模式由生物医学模式转变为生物 – 心理 – 社会医学模式。

从医学的发展时代及其相应的医学模式而言，中医学无疑属于古代经验医学时期的自然哲学医学模式。但中医学由于受中国传统文化的影响，又有别于古代西方自然哲学医学模式。正如著名科学史家李约瑟[1]在《中国科学技术史》第三卷中所说："当希腊人和印度人很早就仔细地考虑形式逻辑的时候，中国人一直倾向于发展辩证逻辑，与此相应，在希腊人和印度人发展机械原子论的时候，中国人则发展了有机宇宙哲学。"因此，虽然中医学从主要方面而言仍属于古代经验医学，但它在中国古代有机整体观指导下，采用辩证方法所建立的理论体系及千百年来积累的丰富诊疗经验，包含着现代生物 – 心理 – 社会医学模式的合理内核，至今仍具有巨大的理论意义与实践价值，对未来生命科学与医学的发展具有重要的启迪作用。

3. 方法特点

中医学与西医学的研究对象与目的一致，而之所以形成两种不同的医学体系，与其所采用的哲学观、思维方式和实践层次的研究方法有关，关键则在于由地域、时代特征所形成的不同哲学观及思维方式。中国古代哲学的元气论有机自然观与古希腊原子论机械自然观及其伴随的不同思维方式，影响着中、西医学的不同研究思路与方法，从而形成了两种不同的医学体系。

元气学说始于战国，成于两汉，其丰富与发展延续至明清。元气学说与阴阳、五行学说相交汇，形成了一种比较系统的自然哲学思想，其主要观点为：气是构成宇宙万物的本原，是一种至精无形、连续无间、能动的、可入的、无限的存在物，它可以向有形质的、间断的物质转化，是有形质的、间断的物质之间相互作用的媒介；

[1] 李约瑟. 中国科学技术史［M］. 北京：科学出版社，1978：337.

气的聚散运化过程决定着世界上一切有形事物的生生灭灭，事物的变化、发展都是以时间为主轴的气化活动的过程流，而气化活动的动力源泉在于阴阳二气的交互作用。原子论发轫于古希腊的留基伯（约公元前 500—公元前 440）与德谟克利特（公元前 460—公元前 370），后经培根（1561—1626）、笛卡尔（1596—1650）等人的发展，形成系统的哲学观点和方法。1808 年，道尔顿（1766—1844）创立了化学原子论，把组成分子的结构单元称为原子。原子论的主要观点为：原子是构成宇宙万物的本原，它是不可分割、有特定的形状与重量、间断存在的物质粒子；原子在虚空中运动，彼此碰撞，按照不同的位置排列，构成不同的事物，而运动的源泉在原子的外部。气与原子的关系，也有学者比喻为现代物理学中场与粒子的关系。如果说，西方原子论强调个体性、间断性、有形性、结构性、组合性、机械性、思辨性，它作为一种世界观和方法论，曾对古希腊的自然哲学和欧洲近代科学理论思维产生了巨大影响的话，那么，中国的元气论所强调的整体性、连续性、无形性、功能性、化生性、辩证性、直观性，则为中国两千多年的哲学理论思维和古代科学定下了基调。前者是还原论思维方式的思想渊源，后者则奠定了中国古代系统论思维方式的基础。

思维方式，是指人们观察问题、思考问题和解决问题的最基本、最稳定的思维模式和程式。思维方式不仅是传统文化的组成部分，而且是它的最高凝聚或内核，作为文化的母胎或基因，它对文化的构建具有控制、支配、导向的重要功能。学术界对中国传统思维方式的认识，可以说是仁者见仁，智者见智。较有代表性的如蒙培元[1]认为：传统思维方式有一个最基本的特征，就是经验综合型的主体意向性思维。就其基本模式及其方法而言，它是经验综合型的整体思维和辩证思维；就其基本程序和定势而言，则是意向性直觉、意象思维和主体内向思维。二者结合起来就是传统思维方式的基本特征。其他种种特点，都是在这一基本特征的基础上形成的。就经验综合性

[1] 蒙培元 . 论中国传统思维方式的基本特征［J］. 哲学研究，1988（7）：53-54.

特征而言，它和西方的所谓理性分析思维是对立的，它倾向于对感性经验做抽象的整体把握，而不是对经验事实做具体概念分析；它重视对感性经验的直接超越，却又同经验保持着直接联系，即缺乏必要的中间环节和中介；它主张在主客体的统一中把握整体系统及其动态平衡，却忽视了主客体的对立及概念系统的逻辑化和形式化，因而缺乏概念的确定性和明晰性。就意向性特征而言，它突出了思维的主体因素，而不是它的对象因素，但这种主体因素主要是指主体的意向活动及其价值判断，而不是认识主体对客观实体的定向把握，所以，从根本上说，它是价值论或意义论层面的，而不是认知型的或实证论层面的。田盛颐[1]在分析中西思维方式不同特点时也指出，西方文化重分析，把现实事物看作无数细小部分组成的复合体，因此原子主义和还原主义是西方思维的主要模式。中国思维重综合，着重从整体上把握事物，强调事物的结构和功能，不注重它的实体和元素，而且这种综合不限于客观对象，并把主体和客体综合在一起，把客观知识与主观行为综合在一起，成为整合性思维。西方的思维定向是认识客观事物，把客观事物分离化，为知识而知识。中国的思维定向是“知以致用”“知行合一”，把客体的知识仅仅维持在主体的使用之上，使求知与道德和生活实践结合在一起。由此引起的就是知、情、意的统一，在认知中以情为主导，趋向价值选择而不是真假判断，这与西方思维模式中的理性主义相反，西方思维以概念和逻辑形式为工具，中国思维则以意象和隐喻为工具。虽然对中国传统思维方式的认识及表述不一，但总体上可以认为，中国传统思维方式是系统整合型意象思维，有别于西方的还原解析型概念思维方式。当然，这只是就两者的长短相对而言，并不能因此说

---

[1] 田盛颐 . 序 [M]// 刘长林 . 中国系统思维 . 北京：中国社会科学出版社，1990：7–8.

中国思维方式中没有分析，西方思维方式中没有综合。但同样是分析或综合，二者的形式亦不尽相同，如希腊的分析是沿结构准确性的路径发展的，而中国的分析是沿种类精细性的路径发展的。

4. 对象特点

中、西医学的研究对象都是人。面对这个具有自组织、自适应、自调节、自稳态、自演化的开放的复杂巨系统，由于受研究思路和方法的影响，人们采用了不同的介入方式与方法，各自从不同角度选定了自己的研究对象，建立了主体与对象间不同的耦合关系，提出了不同性质的问题和解决问题的不同思路，研究了人的健康与疾病的不同方面与层次，发现了不同的现象和规律，因而形成了不同的理论体系。

西医学主要在原子论机械自然观的指导下，采用还原解析型概念思维方式，侧重形式逻辑与归纳推理，以实体模型方法和解剖实验方法，研究的是构成人体的器官、组织、细胞、分子的结构和功能，其着眼点在各种器质性改变，着重点在整体水平以下各个结构层次的形态结构与微观机制；其生理、病理、诊治的思考轴线是定位性的、包含特定理化内容的病理过程，病因的探寻方向是具有特异致病作用的生物或非生物的有形物质因子，治疗的基本途径是特异性地消除致病因素以纠正病理。中医学在元气论有机自然观的指导下，采用系统综合型意象思维方式，侧重辩证逻辑与演绎推理，以唯象模型方法和功能观察方法，研究的是整体层次上的机体反应状态及其运动、变化，其着眼点在功能，着重点在整体；其生理、病理、诊治的思考轴线是人的整体功能的状态变化，病因的探寻方向是影响整体功能状态的各种相互关系与相互作用，治疗的基本途径是通过功能调节以使整体功能恢复到最佳状态。因此，也有学者认为，中医学的科学认识活动，是以研究人体生命运动的生理、病理征象为切入点，来探索生命和疾病的本质，把握的是生理病理状态。与西医学从人体的实体结构入手，揭示生命规律，把握的是各脏器的功能完全不同。所以，中医学的本质特征是“现象－状态医学”，即通过研究人体生命运动的生理、病理及治疗用药过程中的现象，把握生命和疾病所处的状态，来防治疾病、增进健康和延长寿命的医学科学学科。现象与状态的关系是中医理论固有的特殊矛盾，成为决定中医学科性质、面貌及发展方向的根本属性。可见中西医尽管认识的对象同为人体，但所揭示的不是同一个人体“世界”。这两个“世界”是人体的两个不同的关系系统，在一定程度上具有平权性、不可互替性和难以通约性。

综上所述，中医学的特点，从文化而言，是属于中华民族的传统文化；从时代而言，主要属于古代经验医学时期；从方法而言，主要是在元气论有机自然观指导下形成的系统综合型意象思维；从研究对象而言，重在整体层次上的机体反应状态。因此，我们可以说，中医学是在中国古代元气论有机自然观指导下，主要以系统综合型意象思维方式，研究整体层次上的机体反应状态所形成的传统医学科学体系。这一传统医学科学体系以整体观念为指导，追求人和自然和谐共生，从整体系统把握人体健康；在生理上，以脏腑经络、气血津液为基础，主张阴阳平衡，气血畅通；在疾病预防上，注重未病防成、已病防重、病愈防复的治未病思想，总结了形神共养、顺应四时、饮食调摄、运动调息等系统养生理论和方法；在治疗上，以辨证论治为特点的个体化诊疗，重视个体差异和疾病的动态演变；在方药上，根据药物性味归经，运用七情和合的配伍法则，使方剂减毒增效。

气范畴研究

气是中国古代哲学、医学乃至整个民族传统文化中最基本、最著名、最独特的范畴，是中医理论与中国古代哲学的本质结合点，也是中医学里应用最多的范畴。所以，搞清气范畴的内涵，是学好中医学的基本要求。

1. 气的含义

气是一个歧义蔓生的不同层次的概念集合体，《汉语大字典》罗列其释义达 20 余种。然就其概念的演变而言，大致可归纳为三类。

（1）气体状态的物质

气的原初含义，当指区别于液体、固体的流动而细微的存在。其认识的发生主要源于三个方面：一是与风、云雾及寒暖气候等自然界之空气、气体的认识有关；二是火的应用，使人们认识到蒸气、烟气、火气；三是与人体呼吸之气及热气有关。如许慎《说文解字》说："气，云气也，象形。"气是象形字，其形象云气之貌。云气之形较云轻微，其流动如野马流水，其多至层层叠叠，故气字以笔画弯曲象征其流动之形，而以三画象征其多层重叠。又如殷墟卜辞中有许多焚燎人牲，以烟气向神求祈的记载，说明当时人们对烟气的重视。而《礼记·祭义》说："气也者，神之盛也。"郑玄注云："气谓嘘吸出入者也。"即指人的呼吸之气。从呼吸之气引申发展，气亦用于表示精神和精神状态。

（2）客观存在的精微物质

在对自然现象的长期观察中，人们发现蒸煮食物会冒出蒸气，冬天的河面上还会自然冒出蒸气，山谷中可冒出雾气，草木燃烧可冒出烟气，冶炼金石也可冒出烟气等，从这些现象中可推想出有形之物中存在着无形之气；另外，水气升空而化为云，风吹云动，云聚成雨，和风细雨滋润养育万物，这种循环变化也使人们逐步认识到，似乎气是构成万物的共同的本始物质。由此从常识的气概念引申提炼而成哲学的气概念，用以指客观存在的精微物质，是构成宇宙万物的本原。如《庄子·知北游》曰："人之生，气之聚。聚则为生，散则为死……故曰通天下一气耳。"这是最早的气一元论。荀子也将气看作是天地万物之本，用气的观点阐明整个物质世界的统一性。

《荀子·王制》曰："水火有气而无生，草木有生而无知，禽兽有知而无义。人有气有生有知亦且有义，故最为天下贵也。"虽然水火、草木、禽兽、人隶属于自然界物质的不同层次，但都是由气构成的。由此可见，气是生命与意识的基础，指构成宇宙万物的实在本原，也是构成人类形体与化生精神的实在元素。

（3）一切可感知的现象或状态

在上述含义的基础上推而论之，气尚可泛指一切可感知的现象或状态。张载《正蒙·乾称》说："凡可状皆有也，凡有皆象也，凡象皆气也。"即一切可以表述的都是存在，一切存在都是可见之象，一切可见之象都是气。如孟子的"浩然之气"，指一种精神境界；宋代理学所谓的"气象"，指有道德之人的精神风度。他如政治上注重民气，军事上讲究士气、勇气，做人要有骨气、正气，要讲和气、静气，避免傲气、霸气、娇气、浮气等，均属此类。中医诊断学上望神气之盛衰，亦属于此例。

现代学者对气范畴内涵有不少研究，但各家理解不尽相同。如李志林[1]认为气主要可分为自然常识之气、人生性命之气、精神状态和道德境界之气、客观存在的物质之气和能动的实体之气。张立文[2]则将气范畴的内涵理解为六个方面，即气是自然万物的本原或本体，是客观存在的质料或元素，是具有动态功能的客观实体，是充塞宇宙的物质媒介或媒体，是人生性命，是道德境界，它是一个涵盖自然、社会、人生的范畴。刘长林等[3]认为，古代文献中的"气"主要有三种含义：气态物质之气，生化之本之气，符号-关系模型之气。生化之本之气是以主客相融的方式，通过心灵"体验"对世界的发

[1] 李志林．气论与传统思维方式［M］．北京：学林出版社，1990：13.

[2] 张立文．气［M］．北京：中国人民大学出版社，1990：4.

[3] 刘长林，张闰洙．中国哲学"气"范畴的现代认识［J］．太原师范学院学报（社会科学版），2005，4（1）：6-11.

现。因此，用主客对立的方式建立起来的科学方法不能证明“气”的真实性或虚假性。最有力的办法是认真按照主客相融的方式，亲自去做一下，看到底有没有“气”的存在，这是问题的关键。“气”概念实际是在现象层面为认识事物之间的功能信息关系而建立的符号－关系模型。其功用在于避免考察实际过程，只研究事物之间的对应变化关系，寻找其功能信息的相关性规律，并由此认定事物的性质，在此基础上，再逐渐形成事物整体的功能信息模型。

2. 哲学之气的特性

气作为中国古代哲学逻辑结构的最高范畴，是宇宙的本原或本体。气分为阴阳二气或五行之气，阴阳二气的升降交感、氤氲合和，五行之气的交互作用，产生了宇宙万物并推动着它们的发展与变化。与气范畴相对应，西方哲学提出原子的范畴，认为原子是世界万物的本原，无数的原子永远在虚空中向各个方向运动着，相互冲击，形成旋涡，从而产生丰富多彩的现实世界。原子是事物不可分割的单元，它没有质的差别，只有大小、形状的不同，原子以不同的秩序和位置互相结合而形成各种事物。如张岱年《中国哲学大纲》所说：“在中国哲学中，注重物质，以物的范畴解说一切之本根论，乃是气论。中国哲学中所谓气，可以说是最细微最流动的物质……西洋哲学中之原子论，谓一切气皆由微小固体而成；中国哲学中之气论，则谓一切固体皆是气之凝结。亦可谓造成一种对照。”故与西方哲学原子论相比较，除二者同有的物质性、运动性外，气范畴尚有如下特性。

（1）弥散性

气的弥散性，主要是就气在空间存在的方式而言，具有至大无边、无所不在、连续无间的特性。气是一种没有空隙、在空间中具有连续性的物质形态，它弥漫分布于所有空间。如张载《正蒙·太和》说：“气之聚散于太虚，犹冰凝释于水，知太虚即气，则无无。”王廷相《天论》也指出：“有虚即有气，虚不离气，气不离虚，无所始无所终之妙也。不可知其所至，故曰太极；不可以为象，故曰太虚，非曰阴阳之外有极有虚也。”即太虚与气是同义反复的概念，只不过太虚是无形之气，气的有形状态是宇宙万物，而太虚不具备有形的属性。由此亦决定了气的无限性，一方面宇宙是无限的，而气弥漫充斥于所有空间，故气在量上也是无限的；另一方面，即使在微小至极的地方，也有气的存在。故《管子·内业》说，气“其细无内，其大无外”。即气就其质言，至精无形；就其体言，则广不可量。

（2）透达性

气的透达性与弥散性相互联系，是指气至精无形，可以出入于有形质的物体内外，贯通于一切天地万物之中。沈括《梦溪笔谈》对此论述说：“如细研硫黄、朱砂、浮石之类，凡能飞走融结者，皆随真气洞达肌骨，犹如天地之气，贯穿金石土木，曾无留碍。”朱熹《朱子语类》亦说：“天地之气，虽至坚如金石，无所不透。”均反映了气的透达之性。在气的透达性基础上，古人提出同气相应的思想，认为性能相同的气，不管彼此之间相隔多远，中间有无东西阻隔，其相互作用均可通达无遗。由此又认为气是万物的中介，事物间的相互感应是通过气的中介传递作用而实现的，并以此解释自然现象，如共振、潮汐与月亮的关系，磁石吸铁等自然现象。《淮南子·说山训》云：“月盛衰于上，则蠃蠬应于下，同气相动也。”东汉王充认为，玳瑁拾芥、磁石引针，是由于它们之间同气相互作用的结果，其他物体不发生这种作用，是由于“气性异殊，不能感动也”（《论衡·乱龙》）。王夫之在《张子正蒙注·动物》中则概括性地指出：“物各为一物，而神气之往来于虚者，原通一于氤氲之气，故施者不吝施，受者乐得其受，所以同声相应，同气相求，琥珀拾芥，磁石引铁，不知其所以然而感。”

（3）能动性

气的能动性是指气处于永恒的自发的运动之中，其运动的内部机制在于阴阳二气的相互作用。古人用气的能动性解释各种自然现象，如四季更迭，是阴阳推移的表现；雷鸣电闪，是二气激射的结果；云雹雨雪，是阴阳的聚敛发散；地动山摇，是阴阳的压迫迸发等。物质之间不同形态的转化，亦常用气的能动性予以说明。气的运动形式大致可分为聚散运动、升降运动和流动，气处于离散聚合的不断运动之中，气聚成物，物散复气，气的聚散不止导致了万物的生生不息。气的永恒运动的过程，古人也称为“气化”，而且认为气化是“动”与“静”、“一”与“两”（或合与分）、“渐”与“变”的辩证统一，有机地把气的实体性与运动性结合起来。由气的能动性出发，古人还产生了一种物质守恒观念，认为在气的转化过程中，气不生不灭，总量守恒。如郭象《庄子注·至乐》说：“一气而万形，有变化而无生死也。”说明气在时间上也是永恒不灭的，时间的实质是阴阳二气推移消长运动规律的恒常表现和量度。如《管子·乘马》篇说：“春秋冬夏，阴阳之推移也；时之长短，阴阳之利用也；日夜之易，阴阳之变化也。”即时间就是阴阳二气运动的阶段、节奏和持续性。

（4）多样性

中国古代哲学认为，气就其物质形式而言，是一种整体的存在，也常常被称为“一气”，如《淮南子·本经训》说：“天地之合和，阴阳之陶化，万物皆乘一气者也。”罗钦顺《困知记》言：“盖通天地，亘古今，无非一气而已。”但从气的性质及其效应的角度而言，气又是多样性的，在整体的气内部存在着不同性质的成分或部分，这些不同性质的成分在产生事物和支配各种事物的运动变化方面有着不同的效应，因而也形成了多种多样的气的名称，大而分之有阴气、阳气，次而分之有木、火、土、金、水五行之气，再细而分之，则成百、成千，数不胜数。诚如张载《正蒙·乾称》所说：“阴阳之气，散则万殊，人莫知其一也；合则混然，人不见其殊也。”气的性质又是通过其效应而间接推论的，《素问·气交变大论》说：“善言气者，必彰于物。”也只有通过其效应才能认识不同性质的气。由此可见，中国古代哲学中的气是一与多的统一，并具有体用一原、微显无间，即物质与功能相统一的特点。故李泽厚[1]指出:“在古代思想家那里，经常可以看到规律、功能与实在、存在两个方面尚未分开的现象，这两者对他们来说，乃是一种统一整体的直观把握。”从此角度而言，也可以说气概念颇接近于现代科学的质－能概念。

（5）化生性

原子论认为宇宙中的一切都是由原子按一定规律组合而成，只是由于结合方式或排列状态的不同，组成了性质不同的事物，事物的运动则是具有特定机械属性的物质微粒在宇宙空间的位移，带有明显的机械性。中国古代哲学气论则认为宇宙万物是由不同性质的气交合作用化生而成，如《易传·系辞下》说:“天地絪缊，万物化醇；男女构精，万物化生。”有天地之气或阴阳之气的交合，才有宇宙万物的生成与变化。这样的观念，实际上是以人的自身的特性反观或规定宇宙万物的特性，从而赋予宇宙整体以某种似于人的生命机体的意义，认为宇宙万物作为一个恒常不息的变化整体，具有类似于生命有机体那样生生不息、化育流行的特定功能，诚如《易传·系辞下》说:“生生之谓易”，“天地之大德曰生。”“生生”，强调变化不是表面的流动，不是单纯的机械的变化，而是不断有新质出现的生动发展过程，是有机和谐的发育。那么，本原之一气何以能够化生出种类不同的万物？古代哲学家也有不同的诠释。汉代王充用气量多少解释说:“是故酒之泊厚，同一曲蘖；人之善恶，共一元气。气有少多，故性有贤愚。”(《论衡·率性》)张载则认为气本原自身存在着差异，“气则有异，天下无两物一般，是以不同”(《张子语录·下》)，并提出“气本”“气质”两个不同的概念，“气本”之气是指世界本原，是形而上者；“气质”之气则不复形而上之本原，只是指化生天地万物的质料。“气质”之气有刚柔、缓速、清浊

[1] 李泽厚.中国古代思想史论[M].合肥：安徽文艺出版社，1994：94.

之分，万物生成之时，所禀之气不同，决定了具体客观存在的多样性。王廷相提出“元气种子说”，指出：“天地未形，惟有太空，空即太虚冲然元气。气不离虚，虚不离气，天地日月万形之种皆备于内，一氤氲萌蘖而万有成质矣。”（《雅述》）即从万物的本原看，“元气者，天地万物之宗统”（《慎言·五行篇》）；从万物的本体看，“气者，造化之本”（《慎言·道体篇》），元气本体具有不同物质之种子。

（6）经验性

气作为中国古代哲学体系中终极本体的概念，并不是克服了直观性、经验性缺陷的哲学纯粹概念。对于哲学最高概念，人们不是用视觉、听觉和触觉去感知，而是通过哲学理性思维来认识与把握。黑格尔[1]说：“如果人们所了解的具体是指感觉中的具体事物或一般直接的可感知的东西来说，那么，概念也可以说是抽象的。概念作为概念是不能用手去捉摸的，当我们在进行概念思维时，听觉和视觉必定已经成为过去了。”黑格尔[2]在评论原子论哲学性质时又说：“‘一’的原则完全是观念性的，完全属于思想，即使我们也愿意说原子存在……我们不能看见‘一’，因为它是思想的一种抽象。”反观中国哲学第一概念——气，虽然已上升为宇宙本原，但其经验性局限仍未自觉得以克服，仍然是一个可以用听觉、视觉和触觉去感知的具体现象，尚与抽象概念存在着量的差别和性质的不同，还不是一个有限的定在。气实际上有着两重性：一方面是具体的，是我们能感知到的物质性东西；另一方面，它既然被认为是万物的本原，是多中之一，所以又是一般的。选择这种既是具体又是一般的东西作为万物之本原，表明了当时人类认识的哲学进程，尚处于从具体到抽象发展过程中的最初阶段，人类的认识企图从现象上升到抽象，但还摆脱不了现象。另外，因为气是宇宙的有机本原，是一活泼泼的充满生命活力的终极性根据，所以才能形而上地诠释生命的起源、精神意识的

[1] 黑格尔．小逻辑［M］．北京：商务印书馆，1986：328.

[2] 黑格尔．哲学史讲演录：第一卷［M］．北京：商务印书馆，1995：322.

缘起，乃至人性的善恶等，从而使气范畴具有了泛生命性与泛伦理性。

曾振宇[1]也认为“气”作为哲学范畴，存在着泛生命性、泛道德性、直观性和前逻辑性四大特质，由此决定了气范畴实质上是一种“具体的一般性”，而不是“抽象的一般性”。气范畴是具体的、能动的，包含着特殊性的一般性，因此它必须是体用一如，既是形上又是形下，既是存在又是作用，实质上属于逻辑学意义上的“自毁概念”。它没有确定的逻辑内涵，也缺乏确定的逻辑外延；它可以诠解自然、生命、精神、道德、情感、疾病等一切认知对象的起源与本质。它是一个大而无当的泛宇宙本原，是一个无限性的终极根据。宇宙间的一切均被认为是这一本根及其流行：“盖上天之载，无声无臭，其体则谓之易，其理则谓之道，其用则谓之神，其命于人则谓之性，率性则谓之道，修道则谓之教。”（《二程集》）易、道、神、性、天命等，都是这一形而上本根的具体内涵。

总之，哲学之气是指化生天地万物的本原，是至精无形、充盈无间、连续的、可入的、能动的、无限的物质存在，与西方原子论自然观相比较，表现出整体性与个体性、连续性与间断性、无形性与有形性、功能性与结构性、化生性与组合性、辩证性与机械性、直观性与思辨性诸多方面的差异，进而造成自然观上有机论与机械论、矛盾形式的阴和阳与原子和虚空、动力源泉的内在矛盾与外力作用、系统发生机制的分化与组合、研究重心的关系与实体、研究方式的整体与分解、思维方式的系统论与还原论等不同。李存山[2]则将气论哲学的基本思想概括为本原与现象的统一、物质与运动的统一、物质运动与时空的统一、物质运动与常规的统一、物质与精神的

[1] 曾振宇．论“气”[J]．哲学研究，2004（7）：53–58.

[2] 李存山．中国气论探源与发微[M]．北京：中国社会科学出版社，1990：210–285.

统一及自然与社会的统一。气学说的整体关联性，造就了中国传统文化及中医学的整体思维方式；气的体用一原、微显无间的特点，促使人们重视事物的性质、功能、作用和关系的研究，而不是着重研究事物的构成元素和实体。

3. 中医学气范畴的内涵

中医学气范畴的形成，与古代哲学气范畴的影响、渗透密切相关，同时，又源于古人对人体自身生命现象的观察与体悟，如对呼吸之气的认识，对伴随出汗、排泄等"热气"的观察，以及导引、吐纳等功法修炼时对气在体内上下流动或沿经脉流注的体悟等。如此，建立了中医学的气范畴。

中医学的气，其基本内涵是指构成人体、维持人体生命活动的物质、能量、信息的总称，与哲学之气的高度抽象不尽相同。中医学以气来阐释生命的本质，认为气具有推动、温煦、防御、固摄、气化、营养等诸多功能，并根据临床实践经验，构建了人体气的不同层次结构。一身之气，是人体内气范畴的最高层次，其生成一是源于父母先天之精所化之气，二是来源于脾胃化生的水谷精气，三是源于肺吸入的自然界清气。人体生命之气随其性质有阳气、阴气之分，分布于人体内不同部位，则形成不同名称的气。其中元气、宗气、营气、卫气，可以认为是人体气理论结构的第二层次，脏腑之气、经络之气则是人体气理论结构的第三层次。人体气的不同层次结构理论，则超越了中国古代哲学气范畴的内涵，促进了气学说的发展。

另外，关于气范畴的认识，常会涉及"精"这一概念。从哲学层面讲，精，亦称精气，一般泛指气，如《吕氏春秋·季春览》曰："精气一上一下，圜周复杂，故曰天道圜。"《素问·五运行大论》言："虚者，所以列应天之精气也。"此言精气，与气的意义基本相同。"精"有时则专指气的精粹部分，是构成人的形体和精神的本原物质，如《管子·内业》说："精也者，气之精者也。"《淮南子》并有"精气为人"之说。

从中医学角度而言，精是构成人体生命活动的有形精微物质，是生命之源。《素问·金匮真言论》云："精者，身之本也。"人体之精，根据划分前提之不同，可有不同的分类。就所涵盖范围而言，可分为广义之精和狭义之精。广义之精，泛指维持生命的所有有形物质，如清·周学海《读医随笔》说："精有四：曰精也，血也，津也，液也。"狭义之精，即生殖之精，包括禀受于父母的生殖之精与机体发育成熟后自身形成的生殖之精。就精的来源而言，可分为先天之精与后天之精。先天之精，指来源于父母的生殖之精；后天之精，指人出生之后机体从饮食物中摄取的营养成分和脏腑生理活动过程中化生的精微物质。在中医学中，精与气虽有所分，但也相互依存，相互为用，同源互化。精能化气，为气化生之源；气能生精，气动则可激发精的生成，气的固摄与推动作用并调控着生殖之精的排出。故精足则气旺，气盛则精盈。

阴阳概念的定义研究

阴阳是中医学的重要概念，对阴阳做出符合逻辑的定义，可谓是时代的要求，也是一个值得研究的问题。但由于中医概念从其所指而言，具有多相性特征，具有明显的多义性和流动性，同一概念可具有不同功能，实体范畴、属性范畴和关系范畴的界限不清，可因情、因人、因时而变，只有具体情况具体分析才能把握[1]。阴阳概念也是如此，渗透并统领古代人文、社会、科学、生活、自然界等众多领域和知识体系，仅中医四大经典中，阴阳的义项就可达16类之多[2]，甚或有学者认为阴阳不是逻辑学意义上的概念，充其量是一

[1] 邢玉瑞.中医学的概念特征研究[J].中医杂志，2015，56（19）：1621-1624.

[2] 邢玉瑞.中医经典词语"阴阳"诠释[J].陕西中医学院学报，2011，34（3）：3-5.

种虚概念[1]，故对阴阳定义之难度可想而知，有分歧也属自然，有必要加以深入讨论。

1. 古代阴阳概念的表述

《易传 · 系辞传》提出："一阴一阳之谓道。"这是先秦哲学家对阴阳做出的最高概括。《素问 · 阴阳应象大论》谓："阴阳者，天地之道也，万物之纲纪，变化之父母，生杀之本始，神明之府也。"意指阴阳是宇宙间的一般规律，是一切事物的纲纪，万物生长毁灭变化的根本，其中蕴藏着精深的大道理。并且，"阴阳者，数之可十，推之可百，数之可千，推之可万，万之大不可胜数"（《素问 · 阴阳离合论》），具有包罗一切的普遍性和广泛性。这也可谓是对阴阳的一种描述性定义。张介宾《类经 · 阴阳类》指出："道者，阴阳之理也。阴阳者，一分为二也。"杨学鹏[2]认为此定义符合阴阳概念的地位，一分为二可谓高度抽象、概括，揭示了阴阳最一般的规定性，符合逻辑学里有关定义的结构模式，达到了揭示概念内涵的目的。

2. 现代阴阳概念的定义

现代学者对阴阳的定义，基本沿用了张介宾"一分为二"的思维方法，由于中国古代的阴阳理论与现代辩证唯物主义矛盾论的对立统一规律有相同之处，受到当代唯物辩证法对立统一思想的影响，现行中医教材及文献中大多套用矛盾论的"对立"一词界定阴阳概念。如秦伯未认为："阴阳是一个机动的代名词。""阴阳虽然是一个抽象的名词，但随着不同的事物和变化用来代表，都是实有所指的。""中医所说的阴阳……是人体的矛盾和统一，也是人类内外环境的矛盾与统一。"（《内经知要浅解》）1964 年的中医学院校试用教材《内经释义》指出："阴阳是事物的两种属性，是从各种具

---

[1] 梁茂新 . 论中医阴阳学说的历史局限性［J］. 科学文化评论，2013，10（2）：84–96.

[2] 杨学鹏 . 阴阳的定义［J］. 中医研究，1991，4（4）：12–13.

体事物中体现出来的。它是古人从长期生活和生产实践中，认识到自然界事物的变化，都具有阴阳对立统一的两个方面。”[1]以上论述虽然均指出了阴阳概念的基本特征，但显然称不上是“定义”。自中医学院校试用教材《中医学基础》(四版)始，对阴阳定义有了较大进步，指出:“阴阳，是对自然界相互关联的某些事物和现象对立双方的概括……是古代的两点论。”[2]五版《中医基础理论》教材又进行了修订，突出阴阳是“相对属性”，并以“有名而无形”“一分为二”界定阴阳。[3]2002年七版规划教材《中医基础理论》至2012年九版规划教材《中医基础理论》中，对阴阳概念的定义仍只着眼于属性，指出:“阴阳，是中国古代哲学的一对范畴，是对自然界相互关联的某些事物或现象对立双方属性的概括。所谓‘阴阳者，一分为二也’。”[4]但阴阳概念在中医学中的应用，除有注重阴阳不同属性特征之“象”学的一面外，同时含有以阴阳二气的融合构成宇宙万物之本体的一面，其在医学理论中表现为对于生命形成、禀赋厚薄、情志形体特征等的解说[5]。故仅着眼于属性的阴阳定义很明显不能反映中医学中阴阳概念的实质。正是考虑到这一情况，笔者主编的《中医基础理论》将阴阳定义为“阴阳，是中国古代哲学的一对范畴，是对自然界相互关联的某些事物、现象及其属性对立双方的概括”[6]，试图反映阴阳概念涉及实体、关系、属性的多义性特征。

---

[1] 北京中医学院. 内经释义[M]. 上海：上海科学技术出版社，1964：5.

[2] 北京中医学院. 中医学基础[M]. 上海：上海科学技术出版社，1978:1.

[3] 印会河. 中医基础理论[M]. 上海：上海科学技术出版社，1984：11.

[4] 孙广仁，郑洪新. 中医基础理论[M]. 北京：中国中医药出版社，2012：29.

[5] 廖育群. 重构秦汉医学图像[M]. 上海：上海交通大学出版社，2012：276.

[6] 邢玉瑞. 中医基础理论[M]. 西安：陕西科学技术出版社，2001：44.

3. 对立与对待辨析

在对阴阳概念的定义中，关于阴阳之间关系的表述有“对立”与“对待”之不同。现行教材或文献多采用“对立”一词表述阴阳之间的关系，也有学者认为阴阳相对待是指两种或两类事物或现象或其属性，既是相互关联的，又是对立相反的。相对待是阴阳对立统一关系的表达，是阴阳的唯一结构形式。并认为相对待是阴阳的最基本规律，阴阳的所有运动规律和运动形式，阴阳之间的一切关系，都源于阴阳相对待的概念[1]。如此认识则将“对待”完全等同于“对立”，值得进一步商榷。

中医文献中采用“对待”一词明确说明阴阳关系，首见于元·朱丹溪的《局方发挥》，该文指出：“阴阳二字，固以对待而言，所指无定在。或言寒热，或言血气，或言脏腑，或言表里。”从词义来分析，《汉语大词典》中“对立”的释义有三：一是相向而立，并立；二是敌对，互相抵触；三是哲学上指事物矛盾双方的互相排斥、互相斗争。“对待”的释义有四：一是对立，对抗；二是相对；三是对偶，对举，对付；四是以某种态度、行为加之于人或事物。[2]《辞海》只有“对立”词义的解释：“对立，辩证法的范畴。指对立面，亦即矛盾的双方；又指矛盾的斗争性，即对立面的相互排斥和否定……有时也指矛盾的一种表现形式，即激化了的矛盾。”[3]由此可见，“对待”一词词义较为广泛，其中包含有“对立”的意义，但又不局限于“对立”。可以说，只要具有相对性，无论是不是相互排斥、斗争，均可称之为“对待”。而“对立”一词不仅专指敌对、排斥、斗争，而且还是现代哲学的专用术语，多用于指相互排斥和斗争的矛盾双方。

考察阴阳所指代事物、属性的关系及其运动规律，很容易发现在医学

---

[1] 孙广仁．阴阳相对待概念之研讨［J］．辽宁中医杂志，2001，28（7）：391-393.

[2] 罗竹风．汉语大词典［M］．上海：上海辞书出版社，1993：1287-1288.

[3] 夏征农，陈至立．辞海［M］．6版，上海：上海辞书出版社，2009：516.

领域，阴阳很多情况下是指一种对偶、对举、区分的关系，而不是排斥、斗争，如气与血、气与精、左与右、脏与腑、阴经与阳经等。诚如王治功[1]所言，阴阳之间的关系不是矛盾斗争居主导地位，而是同处在一个统一体中，各以对方为自己存在的前提；而且阴阳并不是绝对纯粹的，阴中有阳，阳中有阴。徐道一[2]强调指出：阴阳是对待的统一（共存、两端），包含着互补的统一、差异的统一和对立的统一三层意义，虽不能否认其中有对立的存在，但比较强调阴阳调和的方面；矛盾是对立的统一，虽不否认有非对抗性矛盾、差异矛盾的存在，但比较强调矛盾双方的斗争方面，且经过斗争，使一方战胜另一方。成中英[3]则将二者概括为“和谐化辩证法”和“冲突辩证法”的关系。沈丕安[4]也认为对立制约和斗争是现代的哲学概念，是矛盾论，而不是中医的阴阳论。中医传统的阴阳理论并没有对立制约和斗争的观点。太极之负阴抱阳，既不制约，也不对立斗争。因此，“一分为二”的阴阳双方有“对立”者，也有不“对立”者，皆用“对立”表述阴阳双方的关系显然不够严谨。总之，“对立”强调的是事物的斗争性，而“对待”着重的是事物的和谐性。基于阴阳与矛盾的不同，阴阳概念不宜用矛盾论的“对立”一词去定义。

综合上述认识，故阴阳概念可定义为：阴阳是中国古代哲学的一对范畴，是对自然界相互关联的某些事物、现象及其属性相对待双方的概括。

---

[1] 王治功．释“易”及阴阳［J］．汕头大学学报（人文社会科学版），2008，24（6）：24–26，61.

[2] 徐道一．试论阴阳是对待的统一［M］// 朱伯崑．国际易学研究：第二辑．北京：华夏出版社，1996：308–317.

[3] 成中英．论中西哲学精神［M］．上海：东方出版中心，1991：182–186.

[4] 沈丕安．中医阴阳学说的再认识（三）［N］．上海中医药报，2012–12–07（009）.

胃气概念研究

自《内经》提出胃气概念及其理论以后，历代医家都十分重视并予以进一步阐释，时至今日，还有不少学者对胃气概念及其理论不断进行着诠释与发挥。但其中不乏重复之论，尤为严重的问题是对胃气概念的诠释不仅莫衷一是，而且大多数学者的诠释本身就违背了逻辑的自洽性。究其原因，乃在于大多数学者并不明了胃气概念及其理论的形成原理与思维方式，对古代文献的理解或断章取义，或局限于文字表面，缺乏深层次的理解与有机联系。因此，有必要从发生学的角度，对胃气概念及其理论予以阐释与梳理。

1. 胃气概念的形成及其内涵

"胃气"一词，最早见于《内经》，共计23次，但并没有明确的界定。时至今日，关于胃气的内涵仍然是众说纷纭。新版《中医大辞典》将胃气解释为：一指胃的生理功能；二泛指人体的精气；三指脾胃的功能在脉象的反映，即带和缓流利的脉象[1]。李如辉[2]通过对胃气概念的发生学剖析认为，胃气的本义只能是胃的生理功能，而且由于脾与胃关系密切，所以胃气在《内经》中常又具有脾气或脾胃之气的含义，因而胃气又指脾胃的生理功能。至于脉有胃气、色有胃气、舌有胃气，不能作为胃气概念内涵，其意在于强调脾胃功能（胃气）的外在显现。吴华强[3]通过对胃气概念的辨析，认为胃气概念的内涵应该统一，胃气是胃腑之气，胃气在发挥生理功能时与脾气密切关联，相互促进，共同成为后天之本。气血生化充足则人体健康，气血和调，加之先天之气和清气的共同参与，则表现为脉搏从容和缓，体现了平人

[1] 中国中医研究院，广州中医药大学．中医大辞典［M］．2版．北京：人民卫生出版社，2005：1228.

[2] 李如辉．发生藏象学［M］．北京：中国中医药出版社，2003：216-220.

[3] 吴华强．"胃气"概念辨析［J］．安徽中医临床杂志，2003，15（2）：158-159.

的脉象特征。路军章等[1]认为，从《内经》来看，胃气所指有三：一为后天元气，二为脾胃的气机，三为胃腑的气机。由此归纳胃气有广义和狭义之分，广义的胃气是指人之正气，亦即后天元气；狭义的胃气是指脾胃的生理功能。另有学者[2]甚至诠释胃气的内涵有五个方面：一是指维持胃功能活动的物质基础，二是对以脾胃为核心的消化系统的功能状态的概括，三是指胃的生理特性，四指脉的柔和之象，五是指舌苔形成的主要因素。上述诠释大多在不同程度上存在着对《内经》及其他古代医著原文的错误理解，尤为严重的是在对胃气内涵的解释中，将气（或精气）、气机、生理功能、生理特性乃至脉象表现等并列，则明显地违背了逻辑的自洽性。

从胃气概念的发生学角度来看，胃气乃由胃与气两词组合而成。一般而言，对胃的认识多无疑义，《内经》对胃的形态、容积等已有明确记载，《外科证治全书》卷四记载："胃上口在膈下，曰贲门。脐上二寸即胃下口，曰幽门，传入小肠。"从解剖形态而言，与现代医学所说的胃没有区别。因此，胃气一词的关键即在于对气的正确理解。气是什么？张岱年[3]在《中国哲学大纲》中对中西自然观进行比较时指出："在中国哲学中，注重物质，以物的范畴解说一切之本根论，乃是气论。中国哲学中所谓气，可以说是最细微最流动的物质……西洋哲学中之原子论，谓一切气皆由微小固体而成；中国哲学中之气论，则谓一切固体皆是气之凝结。亦可谓适成一种对照。"中医学气理论的形成，虽然也源于对人体各种显而易见且至关重要的生命现象如呼吸之气、人体散发的可见热气、体内上下流动之气

[1] 路军章，杨明会．胃气理论探析及其在临床中的应用原则［J］．中华中医药杂志，2005，20（4）：201–203.

[2] 马居里，严惠芳．"胃气"内涵的现代诠释［J］．陕西中医，2005，26（9）：939–941.

[3] 张岱年．中国哲学大纲［M］．北京：中国社会科学出版社，1982：65.

的观察、体悟、抽象，但更重要的是受到哲学气论的影响，借用哲学气的本原性、运动性的特点，以说明生命的物质性和运动性，如刘完素《素问病机气宜保命集·原道》说："人受天地之气，以化生性命也。是以形者生之舍也，气者生之元也，神者生之制也。形以气充，气耗形病，神依气立，气纳神存。"生命起始于气之聚合，终止于气之离散，一旦气绝，生机便息。当然，中医学又进一步发展了哲学气范畴，既肯定气的物质性，更重视气的功能活动，而且善于从各种生理病理征象、药物针灸治疗反应去认识和阐明其存在状态和变化，故此人体的各种气也就显得具体而有象可征。同时，使气更为具体化和明细化，由此派生了元气、宗气、营气、卫气、脏腑之气、经络之气、筋气、脉气、骨气、上气、中气、谷气、清气、浊气等概念。这些概念中的气和血、津液、精一样，都是具体而特定的物质，是指人体内生命力很强、不断运动且无形可见的极细微物质，既是人体的重要组成部分，又是激发和调控人体生命活动的动力源泉以及信息传递的载体。胃气即是在脏腑之气基础上演化出来的概念。正如张介宾《类经》卷十三所说："真气，即元气也……气在阳分即阳气，在阴即阴气，在表曰卫气，在里曰营气，在脾曰充气，在胃曰胃气，在上焦曰宗气，在中焦曰中气，在下焦曰元阴元阳之气，皆无非其别名耳。"因此，胃气当如同心气、肺气等脏腑之气一样，是胃腑发挥生理功能的物质基础。胃气的推动与温煦作用，是胃腑完成受纳、腐熟水谷生理功能的根本所在，胃的功能则是胃气的具体体现。那么，将胃气解释为胃之气机、生理功能、生理特性乃至脉象表现等，无疑都是错误的。

2. 古人重视胃气的原因

气是存在于人体内的极其细微的生命物质，是生命活动的物质基础。"人之所赖，惟此气耳。气聚则生，气散则死"（喻昌《医门法律·先哲格言》）。故《难经·八难》说："气者，人之根本也。"而"人之所受气者，谷也。谷之所注者，胃也。胃者，水谷气血之海也"（《灵枢·玉版》）。《素问·平人气象论》亦云："平人之常气禀于胃，胃者平人之常气也。人无胃气曰逆，逆者死。" 在古代缺乏其他途径供给人体营养的情况下，饮食水谷就成为人体营养物质供给的唯一来源，况且疾病情况下口服作为治疗用药的主要途径，也要经过胃而发挥作用。因此，胃的受纳腐熟功能正常与否，对人体生命活动而言就成为决定性因素。正如李中梓《医宗必读》卷一所说："盖婴儿既生，一日不再食则饥，七日不食则肠胃涸绝而死。经云：安谷则昌，绝谷则亡。犹兵家之饷道也，饷道一绝，万众立散，胃气一败，百药难施。一有此身，必资谷气，谷入于胃，洒陈于六腑而气至，和调于五脏而血生，而人资之以为生者也。"《内经》及后世医家也正是从这一角度，来强调胃在人体的重要性。如《素问·五脏别论》说："胃者，水谷之海，六腑之大源也。五味入口藏于胃，以养五脏气……是以五脏六腑之气味皆出于胃。"《素问·玉机真脏论》说："五脏者，皆禀气于胃。胃者，五脏之本也。"《中藏经·论胃虚实寒热生死逆顺脉证之法》亦说："胃者，人之根本也，胃气壮，则五脏六腑皆壮。" 由此可见，胃的受纳腐熟功能是历代医家凸显与重视胃气在人体生命活动中的重要性的根本依据。也正是在这一意义上，李东垣提出"人以胃气为本"，并指出："胃气者，谷气也，营气也，运气也，生气也，清气也，卫气也，阳气也。"（《脾胃论·脾胃虚则九窍不通论》），即胃气的受纳腐熟功能是人体营卫等气赖以产生的基础，但绝不能由此得出所谓广义的胃气即人之正气的结论。

杨小清[1]对胃气学说与肠外和肠内营养的关系研究认为，胃气学说和临床营养支持虽理论相异，发展各殊，途径有别，但功用雷同。现代医学临床营养支持是现代临床综合治疗中不可缺少的重要组成

[1] 杨小清．胃气学说与肠外和肠内营养［M］．肠外与肠内营养，2004，11（6）：343–345.

部分，有效的营养支持可提高疾病临床治愈率，降低病死率，增加机体抵抗力，减少并发症，有利于疾病的康复。营养支持的方式目前主要有两种，即肠外营养（PN）和肠内营养（EN）。20 世纪 80 年代提出肠道黏膜屏障及细菌移位学说，认为 PN 导致肠道黏膜屏障功能受损，而 EN 能维持黏膜屏障正常，其优点是符合生理，营养全面，营养因子经过肝代谢调节，减少代谢紊乱，增加门静脉血流量，维护肝功能，严重并发症较少等。EN 比 PN 安全，而且优越性更大，故 EN 得到重视。EN 的应用原则是："如果肠还能工作并能安全使用，就使用肠内营养。"[1] 此与中医学强调胃气可谓有异曲同工之妙。

3. 脉以胃气为本观念的发生学研究

正由于胃气及与之相关的饮食营养，对人的生命与健康至关重要，所谓"有胃气则生，无胃气则死"。所以，古代医家在临床辨证论治时，即十分重视通过望面色、察舌苔、问饮食、诊脉象等方面来判断胃气的盛衰有无。诚如张介宾《景岳全书·论脾胃》说："胃气之关于人者，无所不至，即脏腑、声色、脉候、形体，无不皆有胃气。胃气若失，便是凶候。"这里虽然不免有类比联想的成分，即根据胃气、饮食营养与生命机能之间的联系，而将显示生命机能旺盛的征象认为是有胃气，而显示生命机能衰退的征象为少胃气或无胃气。但多数情况下，胃气与其外在征象之间有着内在的联系。

《内经》主要论述了切脉与胃气的关系，《素问·平人气象论》指出："人以水谷为本，故人绝水谷则死。脉无胃气亦死。所谓无胃气者，但得真藏脉，不得胃气也。"并提出以胃气的多少有无作为判断四时五脏平、病、死脉的标准。关于脉有胃气的征象，《素问·玉机真脏论》指出："脉弱以滑，是有胃气。"《灵枢·终始》则认为："邪气来也紧而疾，谷气来也徐而和。"清·冯楚瞻《冯氏锦囊秘录》明确提出："脉以胃气为本，无胃气曰

---

［1］ 闻之梅，陈君石．现代营养学［M］．北京：人民卫生出版社，1998：508.

逆，逆者死。”

关于脉以胃气为本观念的形成，周发祥等[1]认为其理有四个方面：一是脉气根源于五脏六腑，而五脏功能活动依赖于胃气；二是脉中血气源于水谷之气，而且源于水谷的宗气又促进血行脉中；三是肺气附于胃气，推动脉气运行；四是胃气运脏真之气于脉中。其实对脉以胃气为本的问题，《内经》本身已有较为明确的论述。首先，《内经》不仅认为脉中气血源自于胃，如《灵枢·玉版》所云：“人之所受气者，谷也。谷之所注者，胃也。胃者，水谷气血之海也；海之所行云气者，天下也；胃之所出气血者，经隧也。”《灵枢·五味》亦云：“胃者，五脏六腑之海也，水谷皆入于胃，五脏六腑皆禀气于胃……谷始入于胃，其精微者，先出于胃之两焦，以溉五脏，别出两行，营卫之道。”并在胃为气血之源头的生理学认识基础上，构筑起以胃为中心的循环体系，即中医经络学说体系的循环模式：气血的运行起始于手太阴肺脉，而手太阴之脉并不起始于肺，而是“起于中焦”。经过五脏六腑十二经脉相互衔接所构成的循环圈后，复归之于肺[2]。在这个理论构想中，设想心脏与脉搏搏动的动力来源在胃，是胃的消化吸收功能所获得的力。如《灵枢·动输》说：“胃为五脏六腑之海，其清气上注于肺，肺气从太阴而行之，其行也，以息往来，故人一呼脉再动，一吸脉亦再动，呼吸不已，故动而不止……足之阳明，何因而动？岐伯曰：胃气上注于肺……此胃气别走于阳明者也。”《素问·平人气象论》更明确地指出：“胃之大络，名曰虚里，贯膈络肺，出于左乳下，其动应衣，脉宗气也。”位于“左乳下”，“其动应衣”的心尖搏动，被解释成为“胃之大络”

---

[1] 周发祥，司富春．脉以胃气为本——《内经》脉学探析之一［J］．河南中医学院学报，2003，18（1）：10–11.

[2] 廖育群．中国古代医学对呼吸、循环机理认识之误［J］．自然辩证法通讯，1994，16（1）：42–49.

的跳动。因而虽然在五行配属上为“心主血脉”，但在实际的病理学解释上常可看到与胃的密切关联。大概正由于此，《素问·玉机真脏论》则指出：“五脏者，皆禀气于胃。胃者，五脏之本也。脏气者，不能自致于手太阴，必因于胃气，乃至于手太阴也。”因此形成了脉以胃气为本的观念。有趣的是，王东生等[1]通过分析桡动脉、人迎、趺阳处血流能量、供氧能力、调整能力等血流动力学指标，认为脉之“胃气”是血流满足全身需要，使代谢活动得以维持的能力。

综上所述，可见胃气概念的形成源于哲学之气与中医实践经验的结合，是脏腑之气进一步具体化的产物，其内涵当指胃腑之气，是胃功能活动的物质基础。重视胃气思想的产生，则源于对饮食活动与生命及健康关系的认识，也与古代诊疗手段的局限有密切关系。脉以胃气为本观念的形成，则源自于对胃为气血生成之源及其循环中心的认识，并认为胃气是心脏与脉搏搏动的动力来源。胃气概念在不同情况下的应用，具有其内在的统一性，不可分割理解。

体质概念研究

由于体质与疾病和健康关系密切，具有很强的实用价值，因而成为当代中医学研究比较活跃的领域之一。当代学者从文献整理、临床观察与应用、实验研究等多个方面，对有关体质的概念与内涵、构成要素、影响因素、类型及分布、体质与病证发生及诊疗的关系，以及某些体质类型的内在基础等进行了系列研究[2]，也取得了丰硕的成果。然而对于体质的概念，至今在中

---

[1] 王东生，袁肇凯，王小茹．从血流动力学看中医脉诊“胃气”实质[J]．南京中医药大学学报，2003，19(6)：332–333.

[2] 王琦．中医体质学说研究现状与展望[J]．中国中医基础医学杂志，2002，8(2)：6–15.

医学领域尚无较为统一的界定，对此现象值得深入研究。

1. 中医体质概念争鸣的现状

概念是反映事物本质属性的思维形式，是抽象思维的基本单元。任何科学理论都是以概念为基本元素，通过一系列判断、推理建立起来的。没有概念，就无法建立科学理论。同样，概念的混乱也势必造成理论体系的混乱和不完善。就体质概念而言，虽然不同的体质学说对体质概念的表述不尽一致，但就其概念的外延而言，则基本上都属于生理学和病理学的范畴。在中医学领域，对体质概念的界定，则明显有两种不同的倾向。

（1）身体素质论

身体素质论者以匡调元为代表，他认为“人类体质是人群和人群中的个体在遗传的基础上，在环境的影响下，在其生长、发育和衰老过程中形成的代谢、机能与结构上相对稳定的特殊状态。这种特殊状态往往决定着它对某种致病因素的易感性和其所产生的病变类型的倾向性”[1]。这一界定将体质既区别于气质，又区别于病证；既点明了群体体质，又突出了个体体质，既概括了体质的生理状态，又概括了体质的病理状态；既包含了病因学理论，又包含了病机学理论；在体质形成机理方面，既强调了先天遗传性的影响，又没有忽视后天环境因素的意义。《辞海》将体质概念界定为：“人体在遗传性和获得性的基础上，表现出来的功能和形态上相对稳定的固有特性。”并认为可按人的形态、功能或代谢特征进行分类，体现了形体结构和功能并重的观点。何裕民[2]认为：“体质是指个体在先天遗传

---

［1］ 匡调元．中医病理学研究［M］．2版．上海：上海科学技术出版社，1989：58.

［2］ 何裕民．体质研究中若干问题的思考［J］．山东中医学院学报，1988，12（4）：2-4.

和后天生长发育基础上所表现出的相对稳定的生理特性。这类特性在生理状态下表现为对外界刺激的反应和适应上的某些差异性，发病过程中表现为对某些致病因素的易罹性及病理过程中病理发展的倾向性。”郑元让[1]提出：体质是常态下的机体的自我调控能力和对外界环境的适应能力。其中，卫外力和自和力是体质强弱的实质，阴阳、寒热、燥湿、虚实是体质之属性，阴阳偏差是体质差别的根源。王利敏等[2]在研究体质分型与亚健康状态的关系时，将体质分为气虚、肝郁、瘀阻、痰湿、内热、阳虚等型，也反映了身体素质论的观点。可见，虽然各家表述不完全一致，后两者着重强调了功能特性，忽视了形体结构与生理功能的密切关系，但就其概念的外延而言，都局限于生理学、病理学的范畴，认为属于生理学范畴的体质与属于心理学范畴的气质、性格等，是分属于现代不同学科的概念，不能混为一谈。

（2）心身统一论

心身统一论者以王琦为代表，他认为体质是个体生命过程中，在先天遗传和后天获得的基础上表现出的形态结构、生理机能和心理状态方面综合的、相对稳定的特质。并将心身构成论作为体质学说的四大基本原理之一，认为体质是特定躯体素质与相关心理素质的综合体，构成体质的躯体素质和心理素质之间的联系是稳定性与变异性的统一，体质分型的标准或人群个体差异性的研究应当注意到躯体－心理的相关性[3]。这种认识主要源于《内经》，特别是《灵枢》的《阴阳二十五人》和《通天》等篇对人的分类的论述。其中的心理状态，主要是指人格，即个体独特的、持久的心理或行为上的特征的综合。而人格作为一种心理特征，则主要指人的气质、性格、能力等。母国成[4]也认为：人的体质结构具有三大要素：①体态（人的外表形态）；②质能（人体组织器官的功能特点和作用强度）；③气质（个体人在其

---

［1］ 郑元让．伤寒论的体质学说［J］．中医杂志，1981（12）：4-5.

［2］ 王利敏，陈家旭．论体质分型与亚健康状态［J］．中国医药学报，2001，16（6）：21.

［3］ 王琦．中医体质学［M］．北京：中国医药科技出版社，1995：1，26.

［4］ 母国成．中医体质学说及其异化［J］．新中医，1983（9）：17-18.

生命活动过程中，所表现出来的精神面貌、性格、情绪的总和）。喻自成[1]在论述体质的结构时，也将情绪特征、性格特征与体格特征、脏腑阴阳气血的生理反应特征及病理倾向特征相提并论。孙广仁[2]主编的全国高等中医药院校规划教材《中医基础理论》也采纳了心身统一论的观点，认为体质由形态结构、生理功能和心理状态三个方面的差异性构成。由此可见心身统一论的影响之大。

在上述认识的影响下，中医学界对体质的概念界定缺乏统一的标准，并由此导致对体质内涵认识的进一步混乱。如王洪图主编的《黄帝内经研究大成》及邓中炎等编著的《中医基础理论体系现代研究》，在论及中医体质的概念和内涵时，都将心理素质论作为体质概念和内涵研讨的三种倾向之一，并以王米渠和李兴民的论述为依据，岂不知二者均是从心理学的角度来研究《灵枢》的《通天》和《阴阳二十五人》中有关人格分类等问题，并未涉及体质问题。如李兴民[3]认为《灵枢》上述两篇原文是对人的气质、个性特点的探索，包括了心理学的个性、性格、气质诸概念的内容。另外，也有学者试图调和不同观点，将体质概念划分为广义和狭义。广义概念包括心理素质，狭义概念则不包含心理素质。

2. 中医体质概念争鸣的原因

上述对体质概念和内涵认识的分歧和混乱，首先导源于《内经》对人的分类的有关论述。由于《内经》基于“形神统一”的思想和当时科学发展水平的限制，对人的分类虽有体质与人格的偏倾，但

[1] 喻自成. 略论体质的结构、类型与特点［J］. 湖北中医杂志，1990（2）：23–24.

[2] 孙广仁. 中医基础理论［M］. 北京：中国中医药出版社，2002：199.

[3] 李兴民.《黄帝内经》气质学说初探［J］. 浙江中医杂志，1981（6）：248–249.

大多采用了综合分类的方法。如《灵枢》的《通天》和《阴阳二十五人》等篇在论述五态人和阴阳二十五人分类时，既描述了其不同的形态特征，也说明了其气质、性格、处世态度等心理特征。显而易见，《内经》并没有将生理与心理，体质与人格机械地截然分开，而既有区别，又有联系，更有侧重。受《内经》上述认识的影响而先入为主，加之中国人特别是中医学界固有的经典崇拜的学风，无疑很容易形成体质概念的心身统一论观点。虽然有时也认识到了《内经》中有关人的分类中涉及了心理学思想，但也不愿意将心理与生理问题分开研究，如王琦[1]所说："《内经》在对体质的心理描述内容中，存在有相应的类似于心理学中的人格内容，但它无论是从概念上，还是从描述内容上，毕竟还是不能等同于现代心理学中的人格内容。"如果要依此类推，是否也可说《内经》中存在着类似于体质学说的内容，但它无论是从概念上，还是从描述内容上，毕竟还是不能等同于现代体质学说的内容。其次，是方法论上存在的误区。对中医古典文献的诠释，是用古人的观点为今人做注释，还是用今人的观点诠释古人的思想。换言之，是以古释今，还是以今释古。对此问题，答案也是显而易见的，无疑任何诠释都不可能用古去释今，而只能是以今释古。当我们应用现代生理学、病理学和心理学等有关知识诠释《内经》理论时，发现《内经》对人的分类既考虑到体质因素，又涉及人格因素，我们不能由此界定体质就包含着心理因素的内容。这就如同近代自然科学是从自然哲学中分化出来的，我们不能由此界定自然科学中的某一学科如数学等也包含着自然哲学或其他分化学科的成分。因此，从现代科学水平而言，应该将属于心理学范畴的人格与属于生理学、病理学范畴的体质加以明确区别。科学在进步，在发展，我们不能也不应该一直停留在原始的朴素的水平上。最后，对体质概念的界定缺乏充分的交流和争鸣，也是体质概念混乱和研究滞后的一个重要原因。2003 年 7 月 18 日出版的美国《科学》杂志曾专题报道中国 SARS 研究黄金机遇是如何失去的，

[1] 王琦. 中医体质学[M]. 北京：中国医药科技出版社，1995：9.

认为缺乏交流和争鸣，特别是向权威的挑战，是其重要原因之一。这一惨痛的教训，对体质概念乃至整个中医学的研究，无疑都有十分重要的借鉴意义。

综上所述，体质和人格作为现代生理学和心理学的两个概念，具有比较明确的内涵和外延。因此，无论是哪一门学科，只要是对体质的研究，都应着眼于人的结构、机能与代谢等生理、病理方面，而不能将心理学的内容也纳入体质学之中，自然也就不会有所谓体质概念的广义、狭义之分。否则，只能造成研究中的更多的混乱，以及与其他学科交流的困难，从而阻碍自身学科的发展。当然，至于人的体质与人格的关系，则是另外需要研究的问题，并不能包含在体质的概念之中。

3. 病理体质与证候概念的异同

病理体质与证候的关系问题，可以说是现代体质学说研究中不可回避，因而研究较多的问题之一。时至今日，人们已经对病理体质与证候的区别及关系进行了多方面的探讨，但由于病理体质及其调治与辨证论治之间从诊断、分类、治法、方药方面具有较高的一致性，以及在讨论过程中相关概念的混淆，人们对二者关系的认识尚有不尽如人意的地方，故有必要对二者的关系进行逻辑分析与梳理。

（1）病理体质与证候区别研究评述

尽管对中医体质的分类，学者们的认识并不统一，常用的有王琦提出的九分法[1]与匡调元提出的六分法[2]等，但都主张可将体质

---

［1］ 王琦.9种基本中医体质类型的分类及其诊断表述依据［J］.北京中医药大学学报，2005，28（4）：1–8.

［2］ 匡调元.中医体质病理学［M］.上海：上海科学普及出版社，1996：88.

划分为正常质与病理体质两大类。病理体质作为介于健康与疾病之间的过渡状态，其形成因素、辨识、命名、调理与证候相类似，二者常互为因果，极易混同。因此，人们试图从不同的角度加以区别，如匡调元[1]认为证与体质的区别主要是形成原因、变化速度、分型繁简、调治难易的不同，王琦等提出体质与证候之间存在着界定前提、形成因素、形成特点、表现特点、信息表达、涵盖范围、指向目标、诊察内容、干预目的九个方面的区别[2]，李英帅[3]则认为体质与证候的区别主要在于界定前提、形成因素、时相性、研究内容、应用范畴五个方面的差异。上述对病理体质与证候区别的研究，无疑深化了人们对体质学说的认识，但其中的部分认识尚值得进一步分析。

①形成因素：一般认为体质是个体在遗传的基础上，在内外环境的影响下，在生长发育的过程中形成的；证候是由多种致病因素作用于人体体质之后产生的一种反应形式。但从体质形成与影响因素来看，包括先天因素（遗传、胎养）、后天因素（饮食营养、生活起居、劳欲、情志）、环境因素（气候、地理、环境污染、生活环境、社会心理等），以及疾病因素与药物因素等，基本上等同于证候形成的因素。因此也可以说，病理体质与证候都是内外因素作用于人体所产生的一种反应形式，只是上述因素在引起病理体质与证候时，作用的强度与速度及引起的反应程度有所不同而已。

匡调元认为形成体质差异以内因为主，形成病证以外因为主。但这里内、外因的划分并不确切，如将禀赋、不合时宜的生活方式、劳逸失度、水土不服、饮食偏嗜、房室不节等归之于内因，而将外感六淫、意外的刀枪虫兽伤、七情归之于外因，与人们对病因的内外因的认识不相符。

②研究内容：李英帅提出体质与证候的区别之一在于二者的研究内容不

---

[1] 匡调元. 人体体质学——中医学个性化诊疗原理［M］. 上海：上海科学技术出版社，2003：200.

[2] 王琦，高京宏. 体质与证候的关系及临床创新思维［J］. 中医药学刊，2005，23（3）：389-392.

[3] 李英帅. 体质与证候关系解析［J］. 北京中医药大学学报，2009，32（3）：156-159.

同，体质研究涉及体质过程论、禀赋遗传论、形神构成论、环境制约论四个方面，证候研究主要围绕证候规范化、证的实质、证候动物模型及中医辨证临床进行研究。这种认识无疑是针对中医体质学与证候学的区别而言的，而一般人们所言体质与证候的区别，究其实质是针对病理体质与证候而言的，也就是病理体质类型及其辨识与证候类型及其辨识之间的关系问题。因此，上述试图从研究内容来划分病理体质与证候的做法，实际上是将病理体质与证候的区别等同于体质学与证候学的区别。其他如将干预目标作为区别病理体质与证候的指标，也有类似的区分不当之嫌。

③指向目标：一般认为体质所指向的目标主要是“人”，将人作为研究的主体；证候的指向目标是“病”，是疾病的某一阶段。这种认识似乎有强加区分之嫌，因为众所周知，中医学基于其整体思维的方法论，以及对疾病本质认识的相对不足，缺乏群体调查和科学实验的方法，因此强调一切从个体出发，从临床现象着手，以辨证论治为诊疗特色，综合了疾病某发展阶段的主要矛盾冲突、个体、环境乃至治疗等因素的制约等，因而体现了中医诊疗的个体化特征。诚如孙思邈所说：“上医医国，中医医人，下医医病。”那么，证候作为人体体质与疾病状态的综合反映，其指向目标就不仅仅是“病”，否则，证候就成了疾病病期的划分，而不是证候了。

④临床表现：从表现特点的角度，或认为体质是在机体未病状态时即有体现，即体质的表现是在证候之前；证候的表现是在机体发病时的阶段性表现。这里存在两个认识上的误区：一是病理体质不但在机体未病状态即有表现，在机体发病之后同样也有所表现，否则，所谓体质影响发病的倾向性，决定病机的从化，制约病证性质的寒热、虚实，也就失去了根据；二是病理体质与证候本来就是互为因果的关系，疾病与用药也可改变体质，如此则体质的改变出现在疾病证候之后，而并不是所有的体质表现都是在疾病证候之前。

从信息表达的角度而言，病理体质与证候都是一个人在内外环境因素作用下的某些表现特点的概括，不仅望闻问切宏观的辨识方法与指标难以区分，即所谓二者在诊察内容上互相关联、相互影响、密不可分；即使是现代一些微观指标的研究也难以揭示同类体质与证候之间的差别。如王学良对肾阴虚证的蛋白质组学进行研究，发现在亚健康状态肾阴虚证、系统性红斑狼疮肾阴虚证、糖尿病肾病肾阴虚证中均较正常人表达量升高的蛋白质斑点有 5 个。选取 3 个清晰且表达水平改变明显的蛋白质点做 PMF 质谱鉴定，确定了一个蛋白质点为热休克蛋白 27，表明热休克蛋白 27 与亚健康状态下肾阴虚证的关系密切[1]。孙晓敏在对亚健康、慢性肾小球肾炎、IgA 肾病肾阴虚证的研究中，采用 2–DE 分离技术结合 MALDI–TOP 质谱鉴定了 7 个与肾阴虚证可能相关的蛋白，其中在肾阴虚证患者血浆高表达的有 α1 微球蛋白、血浆视黄醇结合蛋白、转甲状腺素蛋白及热休克蛋白 27；在肾阴虚证患者血浆低表达的则是纤维蛋白原重链、α1– 抗胰蛋白酶、补体 C4–B。差异蛋白的功能主要涉及机体激素调节、免疫应答、氧化应激、信号传导、细胞骨架等[2]。但并未能揭示出亚健康状态肾阴虚证与其他疾病肾阴虚证之间的本质区别。

（2）病理体质与证候区别的逻辑归纳

病理体质与证候的区别可概括为程度与时相两方面的差异。

①程度差异：既然病理体质是指介于健康与疾病之间的过渡状态，而证候是疾病状态下病人在某一时段机体状态的综合反映，是病势与质势的综合，因此，在同类病理体质与证候之间，势必存在着程度轻重的差异。如病理体质中的阴虚质与阴虚证，阴虚质是对非病状态下人体存在的阴阳偏颇的归纳，阴虚证则是病邪与体质相互作用发生疾病后的一组临床表现的概括，二者的区别也仅仅是程度轻重不同，其临床辨识则基本相同。将王琦对阴虚

---

［1］ 王学良 . 亚健康状态流行病学调查及其肾阴虚证的蛋白组学研究［D］. 广州：南方医科大学，2007.

［2］ 孙晓敏 . 肾阴虚证的血浆蛋白质组学初步研究［D］. 广州：南方医科大学，2008.

质的辨识[1]与《中医证候鉴别诊断学》对阴虚证的辨识[2]相比较，形体瘦长、口燥咽干、眩晕失眠、手足心热、潮热、大便干燥、小便短涩、舌红少苔、脉细数是二者的共有表现，只是阴虚证对形体特征的描述为形体消瘦，二便特征的描述为大便干结、尿少色黄，另有盗汗、午后颧红为阴虚质所未提及。很明显，二者只是程度轻重有别，并无质的差异。

②时相差异：病理体质与证候在形成、演变、调治方面有快与慢，即时间长与短的区别。一般而言，形成病理体质的原因大多比较隐匿，作用微而缓，是潜移默化的过程，由这些因素造成体质上的偏差不是一朝一夕的，往往要几年甚至十几年；证主要是在明确的、特定的，相对而言比较急剧的致病因子作用于体质以后形成的临床证型，形成时间相对较短。病理体质一旦形成，则相对比较稳定，变化速度较慢；证候则随疾病的变化同时发生变化，变化速度较快。从调治的难易、快慢而言，证型的治疗相对比较容易，而质型的调整则较为困难。有学者[3]认为，体质的形成和演变具有生命周期时相性的特点，表现出长期存在和相对稳定，证候的形成和演变不表现出生命阶段的特征。这种认识实际上割裂了体质与证候的内在联系，也不符合中医“因人制宜”的治则治法。

由上可见，有关体质与证候的区别问题，实质上是病理体质与证候的区别问题，因为体质分类中的正常质并不存在与证候相区别的问题；同时，也不能将病理体质与证候的区别归结为体质学与证候学的区别。

---

［1］王琦.中医体质学2008［M］.北京：人民卫生出版社，2009：173.

［2］姚乃礼.中医证候鉴别诊断学［M］.2版.北京：人民卫生出版社，2002：68.

［3］李英帅.体质与证候关系解析［J］.北京中医药大学学报,2009,32（3）：156–159.

情志概念研究

在中医学领域，张介宾《类经》中最早提出情志概念，但对何谓情志，情志与七情、情绪等的关系问题，却一直缺乏清晰的认识。近年来，许多学者对此进行了深入探讨，但至今尚未达成共识，故有必要在对以往研究成果进行系统梳理的基础上，提出新的情志概念。

1. 情志合称说

有学者认为，中医情志概念是情与志的合称，如韩成仁[1]认为，情志是指人的精神情感变化，情感出于人性，人性的一切活动都有一定的内在规律，皆为有序运动，目的明确，方向专一，每一种情感的出现都代表心神的某种向慕，所以说情感是有一定志向的精神运动，故称情志。笼统地讲，七情就是情志，情志就是七情，但仔细分析起来，情与志还是有区别的，志在内，生于脏，情在外，成于感。《内经》论喜怒忧思恐与脏腑的关系时，用了两种不同的表述方法，一说“人有五脏化五气，以生喜怒悲忧恐”，一说“在志为怒”等（《素问·阴阳应象大论》），这一“生”一“在”似乎隐藏有“在脏为志，出则为情”之义。张燕[2]也认为情、志、神是三个既密切相关，又有所区别的概念。“情”是“性”受到“物”的刺激，再经过“心”的所取而显于外的各种情感表现。中医的“七情”也是“性”显于外的七种不同情感表现。志虽然有时也可代指情绪、情感，但大部分情况下是带有意向性的心理活动，有其特殊的价值属性。“神”的含义较之“情”和“志”要广泛得多，“情”和“志”都包含在狭义之神的范畴中。总之，神包括“情”和“志”，而“情”和“志”都是心理活动的外在表现，“情”是“性”表现

---

［1］ 韩成仁. 关于七情学说研究几个概念诠释［J］. 山东中医药大学学报，1997，21（4）：254–257.

［2］ 张燕. 情志神概念辨析［J］. 中华中医药学刊，2007，25（9）：1853–1854.

于外的各种具体情感，志有方向性，是经过动机斗争而确立奋斗目标的心理过程。上述定义至少存在如下问题：一是用情感界定情志，而没有提及情绪，但在现代心理学中，情感与情绪并不完全相同，一般而言，情绪是偏向与生理性需要相联系的内心体验；而情感是常与社会性需要相联系的较高级的内心感受，是人类独有的复杂的心理体验。情绪总是由当时的情境所决定，随情境迅速变化，不太稳定，比情感更为强烈，具有较多的冲动性和明显的外部表现，可称为“扩大了的情感”；情感则是既具有情境性，又具有稳定性与长期性，着重表明情感过程的感受方面，即情感过程的主观体验方面。二是认为情感是有一定志向的精神运动，或认为志有方向性，是经过动机斗争而确立奋斗目标的心理过程，则有将情感与意志概念混同之嫌，因为意志是指一个人自觉地确定目的，并根据目的来支配、调节自己的行动，克服各种困难，从而实现目的的心理过程，具有较为明确的志向，而情感则否。三是认为七情就是情志，情志就是七情，则为同义语反复，并未揭示情志概念的实质，而且混淆了上位概念与下位概念的区别。

另外，黄跃东等[1]认为情与志区别在于：情偏重于功能意识，与脑关系密切，而志偏重于物质形态，与五脏有直接关系；情动于外而志存于内；五志是情的原生态前体，七情是大脑对外界客观事物刺激的不同情绪反应，是思维活动的外象表露，属中医神明体现之一。毛海燕[2]对五志、七情的概念研究认为，五志，包括喜、怒、思、忧（悲）、恐，是以五藏气血为基础，在五脏气化过程中所产生的、有目的的藏气的运动，是五藏与生俱来的本能，属于五藏正常

[1] 黄跃东，李珀.试论七情发生和脑主神明与抑郁症病机证治的关系［J］.北京中医药大学学报（中医临床版），2005，12（3）：39-41.

[2] 毛海燕.五藏与情志关系的研究［J］.山东中医药大学学报，1999，23（6）：425-429.

生理功能活动的表现，有调和气机的作用。七情是指机体接受内、外界刺激后所表现于外的七种不同的情感，是由五志演化而来的异常情志状态，属病因之一。情志概念具有双重含义，正常情况下称为五志，致病时则称为七情，七情由五志发动，情以表志，五志调和的结果决定七情发病与否，情、志合则为一，分则为二。阎兆君[1]也提出情志有别，不宜混同，视情志为七情、五志的合称。上述定义存在着明显的逻辑混乱，一是五志与七情同为人体的情绪反应，只有程度或持续时间的区别，而要将情与志分功能意识与物质形态，又分别与脑、五脏相关联，没有相应的实践及理论依据。二是既然同为人体的情绪反应，则势必有相同的刺激因素、意识体验、生理唤醒以及行为，不可能七情由五志发动，情以表志。

2. 情志一体说

将情志视为一个单一的、不可拆分的概念，与现代心理学对情绪的认识与重视有关，许多学者认为，情志即中医学对现代心理学情绪、情感的特有称谓[2]，或者说情志概念相当于人的情感系统或过程，其代表性心理成分为情感、情绪与心境，三者在心理功能和外显表征方面常难截然分开[3]。在此基础上，有人借鉴现代心理学情绪的定义，力图对情志概念予以界定，如闵范忠[4]认为情志活动本是人体对外界刺激（主要是自然环境及社会环境）和体内刺激（或称内源性刺激）的保护性反应。金光亮[5, 6]早期认为情志是人体对与已发生某种关系的客观事物的内心体验，其性质与个体的心理需要

[1] 阎兆君．情志辨识［J］．中医药学刊，2005，23（11）：2025–2026.

[2] 乔明琦，韩秀琴．情志概念与可能的定义［J］．山东中医药大学学报，1997，21（4）：258–262.

[3] 邢玉瑞．七情内涵及致病特点［J］．中国中医基础医学杂志，2003，9（9）：6–7，17.

[4] 闵范忠．论情志致病的条件及机能［J］．广西中医药，1987，10（1）：20–21.

[5] 金光亮．论情志与情志病因［J］．中国医药学报，1997，12（3）：9–12.

[6] 金光亮．情志源流与概念探讨［J］．北京中医药大学学报，2007，30（8）：514–516.

相关。情志是在外界刺激因素作用下，五脏精气发生变动而产生的具有某种倾向性的态度表现，是通过心神的感应，在多种因素影响下产生的，心神的反应能力对情志的产生具有重要甚至是决定性作用。其后则明确指出《内经》的情志与现代心理学的情绪在内涵上是基本相同的，并直接借用现代情绪定义以界定情志概念。武刚[1]认为，所谓情志是指机体的精神状态，即机体在心神的主导和调节下，以五脏精气作为物质基础，以相互协调的脏腑功能活动为内在条件，在外界环境的刺激和影响下，内外综合作用而对客观事物产生的一种特殊反映形式，是人对于客观事物能否满足自己欲望而产生的体验。情志活动以五脏为内应，精、气、血、津液为物质，经络为通路。其基本范畴包括现代心理学说的情绪、情感过程，亦涉及认识过程。上述定义强调了情志的人体体验或反应，涉及情志发生的内外刺激因素及与人体需要的关系，但尚欠全面，或视情志为对客观事物产生的一种特殊反映形式，其表述明显错误。张丽萍[2]提出情志是在脑神的调控下，五脏精气变动而产生的喜、怒、忧、思、悲、恐、惊等，以情感（情绪）为主体，兼顾认识、意志过程，具有体验、生理和行为等变化的多维结构心理现象。这一定义借鉴了孟昭兰有关情绪的定义，即情绪是多成分组成、多维量结构、多水平整合，并为有机体生存适应和人际交往而认知交互作用的心理活动过程和心理动机力量[3]。但将意志纳入情志概念，则有失偏颇。乔明琦等[4]在对以往有关情志概念研究的基础上，提出情志是人和高级动物共有的对内外环境变化产生的涉及心理生理的复杂反应；它具有特有的情感体验、情志表情和相应的生理和行为的变化；它发生在一

---

[1] 武刚．情志学说研究思路探析［J］. 安徽中医学院学报，2001，20(4)：4-6.

[2] 张丽萍．现代中医情志学［M］. 北京：中国医药科技出版社，2011：32.

[3] 孟昭兰．情绪心理学［M］. 北京：北京大学出版社，2005：6.

[4] 乔明琦，张惠云．中医情志学［M］. 北京：人民卫生出版社，2009：36.

定的情景之中，其反应和表达方式与个体心理、生理状态有关。此概念较为全面地涵盖了情绪体验的基本要素，即刺激、意识体验、生理唤醒及行为。

但也有学者不赞同情志即现代心理学情绪之说，如宋炜熙等[1]从概念、基础理论、分类和东西方思维方式上对情志与情绪的异同进行了剖析和比较，认为情绪与情志的概念和内涵有很多共同之处，但情志并不等于情绪，情志除了包括七情五志外，也涉及五神的内容。它不仅包含了部分现代心理学的情绪，也包含了认知、意志的心理过程，还与个性心理特征有关。中医学情志学说，是以五脏为中心的系统，重视情志与脏腑之间的联系，重视医师对情志的外部行为的观察，从临床中研究情志的生理病理机制，缺乏客观的量化研究，将认知过程“思”也包括在情志中，强调不同情志之间的相互影响。情绪理论则重视周围环境对情绪的影响，重视个体对情绪的体验，以实验研究情绪的生理病理机制，重视情绪的量化研究，强调分层分类。梁承谋[2]认为，注重对情绪的整体认识是七情说的突出特点，缺恨多忧是对古代中国人情绪生活的直觉把握，忽视强度区别则反映了东方思维方式在数量把握上的不足，未能涉及情绪心理的社会因素是七情说不能深入的重要原因。朱梅[3]认为，传统中医七情学说的论述几乎都是以病因、病理、治疗为内容，这里就忽略了一个最主要的方面，即七情的正常一面，或者说积极的方面，即正面效应。中医七情学说应由传统的追求心理适应的低层次的研究上升到提高心理境界和心理生活质量的高层次的研究，上升为研究心理和行为规律的科学。当然，中医情志学说与现代心理学的差异除文化的影响外，也有研究目的、方法、水平差异的影响，随着双方研究的不断深入，其差异性

---

[1] 宋炜熙，胡随瑜．论情志与情绪的异同［J］．山东中医药大学学报，2003，27（4）：250-252.

[2] 梁承谋．七情说与现代情绪心理学［J］．南京师大学报（社会科学版），1996，（4）：64-67.

[3] 朱梅．现代心理学的对象与心身健康、中医七情病因学说关系探析［J］．陕西中医，2006，27（2）：206-208.

会逐渐减少。

概而言之，中医界对情志概念的认识历经了一个从提出到争辩，逐步深入到基本达成共识的过程，结合当代情绪心理学的研究成果，情志应该视为一个独立的概念，基本等同于现代心理学的情绪，故对情志的定义也应包含发生基本机制，以及情绪体验的基本要素，即刺激、意识体验、生理唤醒以及行为。由此出发，可将情志定义为：情志是指基于个体心理、生理状态，经过心神（脑）的感应、认知、调控，对内外环境变化产生的涉及心理生理的复杂反应；它具有特有的情绪主观体验、情志表情和相应的生理和行为的变化；是一个复杂的，具有适应性、动力性和系统性的，能够帮助个体适应复杂多变环境的心理现象。

情志病因概念研究

情志病因作为中医病因学的重要概念，至今并未得到中医界的应有重视，各版《中医基础理论》规划教材在论述病因时，仍然使用“七情内伤”这一名称，对情志病因概念的内涵、外延的认识在中医领域仍然模糊不清，需要加以认真辨析。

1. 情志病因概念的提出

《内经》蕴含着“生物－心理－社会－生态－时间”医学模式的思想，故中医学从一开始就很重视心理因素致病的病因理论，《素问·疏五过论》中提到“尝贵后贱，虽不中邪，病从内生，名曰脱营；尝富后贫，名曰失精”“暴乐暴苦，始乐后苦，皆伤精气”“封君败伤，及欲侯王，故贵脱势，虽不中邪，精神内伤，身必败亡。始富后贫，虽不伤邪，皮焦筋屈，痿躄为挛”，强调社会地位的变迁及际遇，可以引起人的心理变化，进而引发许多疾病，明确提出情志异常为主要内伤病因之一。南宋医家陈无择在《三因极一病证方论》中，首次明确地把错综复杂的致病因素分为七情内伤、外感六淫和不内外因三大类，指出："内则七情，外则六淫，不内不外，乃背经常。"将情志列为与气候、物理、生物等致病因素有着同等病理意义的主要病因。陈无择以降的历代医家虽然对情志致病的认识在广度、深度上都有所拓展，积累了丰富的诊治经验，如明代医家张介宾已提出了"情志"的概念，其在《类经》中首列"情志九气"，并首提"情志病"病名，但就病因理论而言，仍未突破陈无择七情内伤之说。

从现代情绪心理学的研究成果来看，人的情绪大致可分为基本情绪与复合情绪两大类，但对各自具体的子类认识并不一致。如一般认为基本情绪至少有快乐、愤怒、恐惧和悲伤四种，但也有爱、喜悦、惊奇、愤怒、悲伤和恐惧六种，或恐惧、惊讶、悲伤、厌恶、愤怒、期待、快乐和接受八种，以及兴趣、愉快、惊奇、悲伤、愤怒、厌恶、轻蔑、恐惧、害羞与胆怯十类之说；复合情绪是由两种及两种以上的基本情绪所派生出来的情绪，如爱与依恋、焦虑、抑郁、敌意等，复合情绪可达上百种之多，大多数的复合情绪很难命名[1]。正是基于对现代情绪心理学研究成果的认识与借鉴，李玉真等[2]认为传统七情内伤认识存在两方面缺陷：一是七情内伤概念阻碍了对七情以外致病情志及其病证的研究，如焦虑和抑郁、妒忌与自卑及爱慕相思与仇恨敌视等。二是忽略或曰限制了对引起七情过度反应的机体内外原因，以及个体心理生理状况特点在七情致病中的作用。因此，有必要引入情志病因的概念。从检索到的文献看，在20世纪90年代，谢世平等[3]较早使用了情志病因的概念，但只是七情内伤的另一种称谓，并没有具体的阐述。金光亮[4]明

[1] 郭德俊，刘海燕，王振宏．情绪心理学［M］．北京：开明出版社，2012：26–31.

[2] 李玉真，于艳红，乔明琦．情志病因概念的完善及意义［J］．山东中医杂志，2011，30（7）：451–453.

[3] 谢世平，张英．张仲景对情志病因的认识［J］．河南中医药学刊，1994，9（3）：18–19.

[4] 金光亮．论情志与情志病因［J］．中国医药学报，1997，12（3）：9–12.

确提出情志病因的概念，并对其内涵有所论述，其后情志病因的概念才较为普遍地被使用。

2. 情志病因概念的定义

关于情志病因概念的定义，讨论的学者并不多。金光亮[1]对情志病因含义的讨论，是为了探讨引起情志变化的因素，正如他所指出："既然情志是五脏功能活动的表现，它的产生依赖于脏腑精气活动、外界刺激因素等，那么，从逻辑上讲，情志性疾病的病因就不应是情志本身，而只能是外界的不良刺激因素，这样才符合唯物主义观点。"因此，他认为所谓情志病因，其实质是指某种情志太过或不及，扰乱脏腑气机从而产生疾病，并非情志表现本身。影响情志的因素有自然因素、个体生理特点、社会因素等。乔明琦团队[2]对情志病因概念的内涵、外延进行了深入探讨，他们认为情志病因是指各种导致情志病证发生的原因和条件。原因主要是指由个体内外环境变化形成并导致疾病发生的情志刺激，包括单一情志刺激和多种情志交织刺激两大类。条件主要是指情志刺激致病时不可缺少的相关因素，包括引发情志刺激的外界因素与形成情志刺激的个体自身因素。由此将情志病因分为情志刺激、引发情志刺激的外界因素与个体自身因素三类。并认为如此定义，打开了认识复杂病因网络的通路[3]。张丽萍等[4]对情志病因的定义，也基本沿袭此说。

---

[1] 金光亮．论情志与情志病因［J］．中国医药学报，1997，12（3）：9–12.

[2] 李玉真，于艳红，乔明琦．情志病因概念的完善及意义［J］．山东中医杂志，2011，30（7）：451–453.

[3] 乔明琦，张惠云．中医情志学［M］．北京：人民卫生出版社，2009：270–273.

[4] 张丽萍．现代中医情志学［M］．北京：中国医药科技出版社，2011：38–44.

总括为数不多的情志病因概念，可见目前对其的认识有三种明显不同的观点：一是较为传统的观点，认为情志病因单指情志刺激，包括七情及其以外的其他情志在内；二是认为情志病因指引发异常情志变化的原因；三是认为情志病因包括了情志刺激与引发情志刺激的内外因素。分析产生上述情况的原因，可能有以下两个方面：一是因为情志本身及情志与疾病之间的关系过于复杂。从情志与疾病的关系角度而言，二者的复杂关系是双向的，情志作为疾病的诱因，可以直接或间接地起作用，同时，情志又可以是疾病的结果。如此情志病因就可以有两种解释，即情志性病因与情志病证的病因，这样情志病因的定义自然就会有明显的差异。二是由于逻辑推理的混乱造成。首先，从中医病因学的角度而言，情志病因是作为与六淫等相并列的致病因素来讨论的，那么情志病因应当指情志性病因而言，其内涵当指引发疾病的各种情志刺激，其外延包括所有能够导致疾病发生的基本情志和复合情志，而不宜将引起情志刺激的外界因素与个体自身因素作为情志病因之内涵看待。否则，势必造成逻辑混乱。众所周知，明确概念常用的逻辑方法是定义和划分，前者是对概念内涵的揭示，后者是对概念外延的揭示。在情志病因的定义中纳入情志病因形成的条件，而对其外延的揭示是划分为情志刺激、引发情志刺激的外界因素、形成情志刺激的个体自身因素三类，很明显违背了形式逻辑有关定义及划分的基本要求。犹如对情志概念的认识，我们可以说情志是指基于个体心理、生理状态，经过心神（脑）的感应、认知、调控，对内外环境变化产生的涉及心理生理的复杂反应，它具有特有的情绪主观体验、情志表情和相应的生理和行为的变化。但我们不能在定义中将情绪体验的刺激、意识体验、生理唤醒及行为等基本要素并列，并以此作为分类的依据。其次，更不能因为对情志定义的逻辑错误，而认为打开了认识复杂病因网络的通路。此犹如我们讨论病原体病因一样，病原体引起人体发病也受外界因素与人体自身因素的影响，但我们不能由此认为这种内外影响因素也是病原体概念的内涵，更不能说由此打开了认识复杂病因网络的通路。因为情志病因的定义不等同于对情志病因形成的认识，后者才与复杂病因网络结构相关。

综上所述，从中医病因学的角度而言，情志病因应当指各种引起人体疾病的情志刺激。这种情志刺激是基于个体心理、生理状态，经过心神（脑）的感应、认知，对内外环境变化产生的涉及心理生理的、超出个体调控能力的复杂反应。从概念分化的角度而言，情志病因可根据划分前提的不同，分为基本情志与复合情志、情志太过与情志不及、正性情志与负性情志等，其涵盖的范围已远远超出了传统七情所指，更符合当代社会及临床实际。因此，在中医病因学的研究中，应该用情志病因概念替代七情内伤的概念，以促进中医病因理论的发展。

七情“思”含义研究

自《内经》将“思”作为五志、七情之一，认为“思”与脾相关，过度的思虑可导致气机郁结后，历代医家十分重视“思”的病机及临床诊治，现代学者也从多个角度加以探讨，但对“思”的含义、在情志理论中的地位及其与过劳病因中劳神的关系等，仍然缺乏清晰的认识，有必要在对现代有关“思”的研究总结的基础上，予以进一步探讨。

1.“思”的含义辨析

关于“思”的含义，从语言文字与古代文献的考据来看，一般学者认为有思考与忧愁或焦虑两类含义，但对其在七情中的具体所指，则有不同见解。

（1）七情之“思”隶属情志范畴

蒋力生[1]对“思”的辨析认为，从语言文字的角度看，“思”古有悲、哀、忧、伤、愁、怨等意义。从《内经》本义的记载来看，“思”是两个不同范畴的概念：一者属于认知范畴，义为“思考”“思虑”；一者属于情感范畴，有悲哀忧愁等义。脾为土脏，居中央，灌四旁，为四脏之本。脾的情绪变化可以影响各脏，各脏情绪变化也可影响于脾而产生相应的变化。因此，脾外化的情绪活动反应就可能出现多方面、多层次的特征。《内经》“五志”之“思”，本指忧愁悲哀等多方面多层次的复杂情绪反应，“思伤脾”即言忧愁悲哀等情绪反应可能造成脾脏功能的损害。杜文东[2]从古代文字考据、中医理论与医学心理学理论的比较参照及临床实践方面的类同等方面，指出“思”的内涵是情绪活动，类同于“抑郁”情绪。乔明琦[3]将“思”定义为对所思问题不解，事情未决及个体肝脾气郁、功能低下时产生的担忧焦虑的心情，是一种思虑不安的复合情绪状态。张光霁等[4]则直言“思”不是思考、思维之思，不属于认知过程，而是对所思问题未解、事情未决时的忧虑不安情绪状态的表达。庞铁良[5]对“忧”与“思”本质的探讨认为，“忧”与“思”是气生成的，二者的本质都是气结，同属心境范畴，具有相同的不愉快、紧张、平静情绪极性，本是同一种情绪状态。按照阴阳五行理论将其归类，二者在七情中同属于阴，在五行中同属于土，对应五脏为脾。

（2）七情之“思”隶属认知范畴

历版《中医基础理论》规划教材多将“思”解释为思考、思虑，当隶

---

[1] 蒋力生．“思伤脾”考识［J］．云南中医学院学报，1990，13（4）：7-9.

[2] 杜文东．论“思”的实质及其临床意义［J］．南京中医药大学学报（社会科学版），2000，1（2）：100-102.

[3] 乔明琦，张惠云，韩秀珍，等．七情定义新探［J］．上海中医药大学学报，2006，20，（1）：12-15.

[4] 张光霁，张燕．七情之“七”及各情涵义［J］．浙江中医药大学学报，2010，34（3）：297-299.

[5] 庞铁良．七情中“忧”与“思”的初探［J］．中医学报，2012，27（3）：317-319.

属于认知范畴。如孙广仁[1]主编《中医基础理论》教材解释“思则气结”，认为是指过度思虑，导致心脾气机郁滞，运化失职的病机变化。翟双庆等[2]认为，“思”指人认真思考问题时的精神状态，这种精神状态是其他情志表现于外的基础，因为其他情志均是思后而发，因而属土归于脾。金光亮[3]也认为，“思”指思考、思维，与情志关系密切，是情志活动的基础。但又认为从致病性而言，“思”则是由于思之不遂而兼挟其他情志（如忧等）方为病因。

2.“思”在中医理论框架中的地位

情绪的认知理论认为，人的情绪的产生，是人们不断地认知、评价刺激事件与自身关系的结果。在中医情志研究领域，王米渠等[4]最早根据该理论，提出“思”既为认知的中心，又是情感产生的中流。“思”为七情时空之合，属脾土，主四时四方。“思”为七情时空的中心，是七情的出发点和归宿点。其后一些学者也承其说，认为七情学说巧妙地将“思”概括于喜、怒、忧、思、悲、恐、惊诸种情绪的中央，颇有情绪的认知中心说的超前含义，且过度思虑，思而不解，忧思抑郁等在发病、诊治中普遍可见。故思为七情的“中心之情”，思所伤对七情有主导作用，不仅对气机和脾有影响，而且通过“思则气结”“思则伤脾”“情志相兼”而影响五脏[5]。

---

[1] 孙广仁.中医基础理论［M］.北京：中国中医药出版社，2012：217.

[2] 翟双庆，王长宇，孔军辉.论五神、七情的五行五脏归属［J］.北京中医药大学学报，2002，25（5）：1–4.

[3] 金光亮.情志源流与概念探讨［J］.北京中医药大学学报,2007,30（8）：514–516.

[4] 王米渠，黄信勇.中医心理学计量与比较研究［M］.上海：上海中医学院出版社，1993：57.

[5] 汤朝晖，周志彬，严石林，等.论七情致病中“思所伤”的中心地位和作用［J］.现代中西医结合杂志，2006，15（15）：2005–2006.

孙海燕等[1]从《内经》出发探讨“思”，认为《内经》从多角度、多层次对“思”加以认识。“因志而存变”为“思”，是与思维相关的心理活动，属认知范畴；由脾所主之“思”，与其他情绪并提，属情感范畴。喜怒忧思悲恐惊七情排列顺序中“思”居中，就是说各种情绪要通过“思”才组配，通过“思”的认识“折射”而产生。肺之“治节”，肝之“谋虑”，胆之“决断”，膻中之“喜乐”，肾之“伎巧”等均需经“思”而成。思虑过度，百病随起，临床见证甚杂，如可致脾郁不升，胃气不降，运化失司；劳伤心脾，心气涣散，神明失司；肝气郁结，疏泄失常，横乘上逆；肺气集聚，通调不利，气津不布；肾气难纳，气化失司，水火不济。纪立金[2]虽认为“思”有认知之思，有情感之思，都是对外界事物的内在心理转变，表现为思考、思虑。只是认知之思，是为了实现某种意愿而反复研究、思考的神志变化。而情感之思，是对外来精神刺激进行思考、思虑的情绪反应，进而表现出应答性反应，或喜或悲或忧或恐等情绪变化。这样将情感之思又归结为认知之思的产物。

上述认识无疑有以今释古，抬高古人认识水平之嫌。但认为“思”属认知，为情志发生之出发点和归宿点，思维、思考作为心理活动中的认知活动，自然将“思”排除于人的情绪范畴，结合现代情绪心理学对情绪分类的认识，不论是将基本情绪分为快乐、愤怒、恐惧和悲伤四种，还是最多分为兴趣、愉快、惊奇、悲伤、愤怒、厌恶、轻蔑、恐惧、害羞与胆怯十类，都不将“思”作为情绪看待。如此说来，“思”似乎应隶属于中医神、魂、魄、意、志等认知、思维活动的序列。

另外，在中医病因理论中，劳逸失度的劳神过度是指长期用脑过度，思虑劳神而积劳成疾。劳神过度易耗伤心血，损伤脾气，临床表现为心悸、健

[1] 孙海燕，董襄国．从《内经》出发认识“思”[J]．浙江中医杂志，2006，41(8)：444-446.

[2] 纪立金．论脾藏意主思[J]．福建中医学院学报，2001，11(1)：28-30.

忘、失眠多梦、纳少、腹胀、便溏、消瘦等[1]。而李保良等[2]对318例“思伤脾”状态的中医证候分析发现，“思伤脾”状态有38个常见症状，即注意力不集中、多梦、记忆力减退、疲倦乏力、嗜睡、食后困顿、少气懒言、烦躁易怒、畏寒肢冷、肢体困重、精神抑郁、食后腹胀、失眠、大便不畅、头晕、善太息、口干渴、咽干、脘腹胀闷、嘈杂、嗳气、大便干结、肠鸣、心慌、咽喉不利、食欲减退、大便稀溏、稍食即饱、口淡乏味、口腻、脘腹疼痛、胸胁胀闷、反酸、呃逆、少腹胀痛、恶心、口苦、胁肋胀闷。王玉贤等[3]从中医理论心脾二者的生理病理联系和经络联系的角度，结合现代胃肠生理学、病理生理学方面的相关研究成果，提出“思亦伤心”的观点。可见有关思虑过度致病与劳神过度完全重合。如此在中医病因理论的框架中，七情之“思”与劳逸失度中的劳神过度相互重复，理论框架的构建则有叠床架屋之嫌，违背了逻辑的自洽性。

通过上述讨论可见，如果将七情之“思”视为某种基本或复合情绪看待，不仅至今难以确定“思”为何种情绪，而且也与现代情绪心理学难以融通，势必会造成对“思”的机制、致病特点及机理等研究的障碍。如果将七情之“思”作为思考、思虑看待，则明显不属于情志活动的范畴，同时与病因之劳神过度重复，不符合理论简洁性的原则。因此，在中医理论框架的构建中，应将“思”从情志病因中剔除，从生理的角度而言，可置于有关神的论述之中；从病因的角度，应归属于劳神过度。

[1] 孙广仁．中医基础理论［M］．北京：中国中医药出版社，2012：220.

[2] 李保良，张琪，费建平，等.318例“思伤脾”状态中医证候分析［J］．中国中医基础医学杂志，2012，18（12）：1320–1322，1339.

[3] 王玉贤，危剑安．对“思伤脾”理论的再思考——浅议思亦伤心［J］．北京中医药，2009，28（5）：347–350.

正治反治概念析疑

正治与反治是中医治疗疾病的方法，最早见于《素问·至真要大论》，该文指出“逆者正治，从者反治”，认为均是治病求本的方法。故中医各版教材大部分都把正治、反治之法列于治病求本的治则之下，然对正治与反治的表述，多有错误之处，实有必要加以认真辨析。

1. 正治与反治的划分标准

对正治与反治的划分及界定，印会河[1]主编《中医基础理论》教材认为:“正治是逆其证候性质而治的一种常用治疗法则。”“反治是顺从疾病假象而治的一种治疗方法。”其后各版规划教材基本沿袭此定义，至今没有变化。如吴敦序[2]主编普通高等教育中医药类规划教材《中医基础理论》认为:“正治，是指逆疾病的临床表现性质而治的一种最常用的治疗法则。”“反治，是指顺从疾病外在表现的假象性质而治的一种治疗法则。”郭霞珍[3]主编的普通高等教育“十一五”国家级规划教材《中医基础理论》表述为:“正治，即逆其病证性质而治。”“反治，是顺其病证性质表现的假象而治。”孙广仁[4]主编的全国中医药行业高等教育“十二五”规划教材、全国高等中医药院校规划教材（第九版)《中医基础理论》则认为:“正治，是指采用与病证性质相反的方药以治疗的治疗原则。”“反治，指顺从病证的外在假象而治的治疗原则。”各版教材表述虽有差异，但均认为正治是针对疾病或证候性质，反治是针对疾病或证候假象。如此划分与界定，明显违反了形式逻辑有关概念划分及定义的规则。

---

[1] 印会河. 中医基础理论［M］. 上海：上海科学技术出版社，1984：132.
[2] 吴敦序. 中医基础理论［M］. 上海：上海科学技术出版社，1995：186–187.
[3] 郭霞珍. 中医基础理论［M］. 上海：上海科学技术出版社，2006：207.
[4] 孙广仁. 中医基础理论［M］. 北京：中国中医药出版社，2012：279–280.

划分是依据一定的标准，将一个属概念的外延分为若干个种类，以进一步明确该概念的外延的逻辑方法。形式逻辑关于正确划分概念的规则有四条：①划分必须是相称的，即划分的各子项的外延之和必须等于母项的外延。违反这条规则，如划分的各子项的外延之和大于母项的外延，就会犯“多出子项”的错误；如划分的各子项的外延之和小于母项的外延，就会犯“子项不穷尽”的错误。②划分的各子项必须互不相容。违反这条规则，就会犯“子项相容”的错误。③每次划分的标准必须同一。违反这条规则，就会犯“混淆标准”或“多标准划分”的错误。④划分必须逐层次进行。正治与反治是对治本概念的同层次划分，所以划分标准必须同一，而不能正治从疾病或证候的性质界定，反治从疾病或证候的假象界定，如此则违背了概念划分每次划分的标准必须同一的规则，犯了“混淆标准”的逻辑错误。另外，从病证性质而言，不仅正治法治疗用药与病证性质相反，反治法虽然部分治法治疗用药顺从了病证假象，但与病证性质也是相逆，仍是根据病机确定的治本措施，故《素问·至真要大论》在论反治法时就明确指出：“其始则同，其终则异。”即在治疗开始阶段，治法与病情似乎相同，但到最后，真象显露之时，治法与病情即表现为相逆。由此可见，无论正治、反治，均是逆病证性质而治的治本措施，所以，若以病证性质作为划分标准，势必违反划分的各子项必须互不相容的规则，犯了“子项相容”的逻辑错误，无法区分出正治与反治，自然也就违背了划分必须是相称的规则，犯了“划分不全”的逻辑错误。从下定义的角度言，由于以逆病证性质而治界定正治法，则正治法已包含反治法在内，故又违背了定义必须相应相称，即定义概念的外延必须和被定义概念的外延相等的规则，犯了“定义过宽”的逻辑错误。

正治与反治，从概念间的关系言，当属矛盾关系，即在同一属概念下的两个种概念的外延相互排斥，且它们的外延之和等于属概念的外延。这里治本是属概念，正治与反治是治本这一属概念下的两个种概念，所以，对正治、反治的界定及划分，必须考虑其外延相互排斥且总和等于属概念外延的条件。由于治病求本是就疾病的本质和表象而言，指透过疾病的表象抓住其本质，针对疾病本质进行治疗的法则，而疾病本质与表象的关系，无非相符与不完全相符两种情况。当病证的本质与表象相符合时，治疗用药逆其本质自然也逆其表象，如《素问·至真要大论》言“寒者热之，热者寒之……坚者削之，客者除之，劳者温之，结者散之，留者攻之，燥者濡之，急者缓之，散者收之，损者益之”等。当病证本质与表象不完全相符时，治疗用药逆其本质则反而顺从了疾病的表象，故《素问·至真要大论》说：“热因热用，寒因寒用，塞因塞用，通因通用。”由此可见，正治与反治的区别，关键在于治疗用药与疾病表象相反还是相同，故对其划分，必须以疾病表象为标准，正治当指治疗用药的性质、作用趋向与疾病表象相反的治疗，适用于病情单纯，表象与本质一致的病证。反治则指治疗用药的性质、作用趋向顺从疾病表象的治法，适用于病变复杂，表象与本质不完全一致的病证。

2. 反治界定中的假象与表象

一般对反治法的界定是顺从病证假象而治的方法，如阴极似阳、阴盛格阳的真寒假热证，治疗用温化寒凝、回阳救逆的温热方药，是为“热因热用”；阳极似阴、阳盛格阴的真热假寒证，治疗用清解在里郁热的寒凉方药，是为“寒因寒用”。二者均属顺从病证的假象而逆其本质的治疗方法。但“热因热用”尚有如气虚发热之证，因为脾胃阳气虚损，水谷精气当升不升，反下流于下焦，化为阴火，阴火上扰，故见发热，临床治疗需用甘温方药如补中益气汤之类，升发脾阳，升举下陷精气，此即“甘温除热”之法。“通因通用”则是指用通利的药物治疗具有实性通泄症状的病证，如燥热内结，泄利粪水的“热结旁流”证，急用承气汤类方攻下燥实；食积腹泻，用保和丸、积实导滞丸等荡涤积滞；瘀血崩漏，治用少腹逐瘀汤、失笑散之类活血行瘀；产后血瘀内阻，恶露不尽，也当活血化瘀，以疏通胞宫，均属“通因通用”之例。又如湿热水泻，临床常用五苓散、六一散等利小便而实大便；湿热蕴结之下痢，虽日下数十行，治疗仍不宜止涩，当清热通肠，调气行血，张洁古创芍药汤治疗早期痢疾，药用大黄，亦取“通因通用”之义。“塞因塞用”是指以补开塞，用补益药以治疗具有闭塞不通症状的病证，如精血不足，冲任亏损的闭经，治当填补下元，滋养肝肾，养血益气以行其经；阴液不足，汗无化源的无汗，治用养阴发汗；大便虚秘，因于血虚者宜养血润燥，因于气虚传导无力者当益气健脾，阳虚便秘治以温阳，津亏便秘治宜养津补阴以增水行舟。又如小便不通，或因于肺气不足，通调无权；或因于中气下陷，清气不升，浊阴不降；或由于肾阳不足，命门火衰，膀胱气化无权，治疗当分别予以补益肺气，复其通调水道之权；或补益中气，使脾气升运，浊阴自降；或温补肾阳，化气行水。凡此数种，均属“塞因塞用”之例。

上述“塞因塞用”“通因通用”及“甘温除热”之“热因热用”，虽然疾病的本质与表象在通利、壅塞等方面表现不尽一致，但其表象都是对内在复杂病理变化的真实反映，不属于假象。因此，依据“顺从病证假象而治”来界定反治法，就违背了定义概念的外延必须和被定义概念的外延相等的规则，犯了“定义过窄”的逻辑错误。另外，从概念的划分而言，由于正治法用于病证本质与表象一致的情况，不存在假象，故反治法的界定又违背了概念划分中同层次划分标准应该一致的规则。所以，对反治法的界定，只能表述为反治法是治疗用药的性质、作用趋向顺从疾病表象而治的一种治法，这里表象既可是假象，也可是真象。

3. 反治法之假反与真反

反治法的运用，后世又有假反、真反之分。假反即上述之顺从病证表象而治的方法，真反则指治疗用药性质与疾病性质一致。如清·何梦瑶《医碥》说:“假反者，如热邪内陷，阳气不达于外，故身冷、肢厥、战栗、恶寒，以大承气汤下之而愈。不识者见其外证似寒用寒，讶其相反；识者谓其内证真热用寒，实为正治，乃假反而非真反也。真反者，如风火暴盛，痰涎上涌，闭塞咽喉，非辛热之品不能开散，不得已暂用星、半、乌、附、巴豆等热药，是则真反也。”王冰《素问·至真要大论》注亦指出:“病之大甚者，犹龙火也，得湿则焰，遇水而燔，不知其性，以水湿折之，适足以光焰诣天，物穷方止矣；识其性者，反常之理，以火逐之，则燔灼自消，焰光扑灭。”此即如《丹溪心法》所言:“火盛者，不可骤用凉药，必兼温散。”可见真反之用，均针对火热而言，乃属《素问·六元正纪大论》“火郁发之”的治疗方法，此亦可视为对反治法运用之发挥。

运气学说概念研究

概念是反映事物特有属性或本质属性的思维形式。人们借助概念这种形式，可以通过揭示事物的特有属性，特别是本质属性，把所认识的事物和其他事物区别开来，并逐步把握该事物的本质。对运气学说的学习、研究及评价，首先必须搞清其概念，明晰其内涵与外延，此乃学习、研究及评价的起点与基础。

1. 现有运气学说概念剖析

众所周知，运气学说乃五运六气学说的简称。但什么是五运六气学说，中医学界在其概念的表述及实际应用过程中的理解上，并不完全一致，而杨力的《中医运气学》、田合禄的《中医运气学解秘》等，竟没有对运气学说进行明确界定。现列举几种较有影响的定义剖析如下。

（1）“运气学说，是中医学在古代探讨气象运动规律的一门科学”，“即古代的医学气象学”[1]。

此定义的问题一是违反了“定义项外延必须与被定义项外延全同”的规则，犯了“定义过宽”的错误。因为运气学说本质上是研究气象、物候与人体生理病理变化关系的理论，并不纯粹探讨气象运动规律；同时，运气学说一定要借助干支符号来推算，而在《内经》中也有一些研究季节天气变化与人体关系的论述，如《素问·四气调神大论》《素问·脏气法时论》等，并不运用干支符号推算，但也属于古代的医学气象学范畴。二是将运气学说定义为一门科学，无疑自相矛盾。因为学说是指学术上自成理论体系的主张或见解，而科学一般认为是运用范畴、定理、定律等思维形式反映现实世界各种现象的本质和规律的知识体系，从运气学说的内容看，也不好说已经达到了揭示规律的科学层面。

（2）“古代探讨气象变化规律的一门知识。是在当时天文、历法等学科的基础上发展起来的。……此说以60年为一周期，以十天干与十二地支相配推算年的五运、六气、主气、客气、司天、在泉、太过、不及等以观察运与气之间相互生克与承制的关系，推测每年气象的特点及气候变化对疾病发生的一般规律”[2]。

此定义的优点是将前一定义的“一门科学”改为“一门知识”，

---

[1] 任应秋．运气学说［M］．上海：上海科学技术出版社，1982：1，12.

[2] 中国中医研究院，广州中医药大学．中医大辞典［M］．2版．北京：人民卫生出版社，2005：779.

避免了定义过程中的自相矛盾与对运气学说的人为拔高，相关的补充说明对运气学说的内涵做了进一步的限定。存在问题一是补充说明过于繁琐，缺乏对运气学说本质的全面揭示，并存在病句，即“推测……气候变化对疾病发生的一般规律”。二是对气候、气象、天气概念的区分不清楚，这也是运气学说定义中普遍存在的问题。按照现代大气科学的认识，气候是指在太阳辐射、下垫面和大气环流的影响下形成的天气的多年综合状况。一个地区的气候条件通常使用气候要素的平均值与极端值表示。世界气象组织认为，30 年时段的气候平均状况具有一定的代表性，基本上能反映出当地的气候特征。这个 30 年为一周期的统计时段就是表示气候特征的最短年限，而各个 30 年统计时段气候的统计平均之间的差异称为气候变化，在 30 年内各个年份之间的差异称为气候变率。气候不同于天气。天气是短时间尺度（或高频）的大气现象和过程；气候则是长时间尺度（或低频）的大气现象和过程，是多年天气的综合，包括多年的大气平均状态和极端状态。气象则是指大气的状态和现象。气象学是研究大气现象（风、云、雨、雪、干、湿、雷、电等）及其状态（温度、压强、湿度、密度等）的形成原因、变化规律和时空分布的科学。虽然《汉语大词典》对“气候”一词的释义有“一年的二十四节气与七十二候，亦泛指时令”“或指云气等变化”“或指天气”等，但从运气学说的发展角度而言，势必借助于现代大气科学的思路与方法等，因此，相关概念与现代大气科学相融通无疑是最佳方案。因此，应该说运气学说是“推测每年的气候特点及天气变化”更为准确。

（3）“运气，即五运六气的简称。它是中国古代研究天时气候变化，以及天时气候变化对生物影响的一门学说……现今所说的气象医学、地理医学、环境医学等均属于中医运气学范畴”[1]，或者说运气学说“涵盖了现代气

[1] 苏颖. 中医运气学［M］. 长春：吉林科学技术出版社，2004：1.

象医学、环境医学、时间医学等内容”[1]。

此定义的问题一是混淆了运气与运气学说的概念，误将运气作为运气学说来界定。二是由于未能深刻揭示运气学说的本质，也犯了“定义过宽”的错误，似乎运气学说成了古代的生物气象学。生物气象学是研究大气中的物理和化学因子，包括不同气象条件，对生物生命体的生长、繁殖、活动、疾病、死亡等影响的学科，是介于气象学与生物学之间的边缘科学。从研究的内容来说，生物气象学可分为植物生物气象学、动物生物气象学、人类生物气象学、宇宙生物气象学、古生物气象学等5类，而运气学说无疑隶属于人类生物气象学，又称为医学气象学。三是对运气学说外延的错误扩展。运气学说与现代医学气象学有一定的关系，可以说是古代医学气象学的内容之一，也与古代时间医学有关，但现代相关学科研究的方法、范围、深度及所得成果，远远超出了运气学说的范围，因此，不能颠倒过来说现代医学气象学、时间医学“均属于中医运气学范畴”。运气学说重点研究气象因素与人体健康的关系，仅仅与环境物理的部分因素有关，而环境医学研究环境中的物理、化学、生物、社会及心理社会因素与人体健康，包括与生活质量的关系，揭示环境因素对健康影响的发生、发展规律[2]，其中涉及一般的生活环境、工作环境、居住环境及娱乐环境等。物理因素除温度、湿度、气流和热辐射等决定人类生活环境的小气候因素外，还包括非电离辐射、电离辐射、噪声、振动等。另外，运气学说也并不将地理环境作为考察的重点。所以，就更不能说现代地理医学、环境医学也属于中医运气学范畴。

---

[1] 苏颖.《内经》运气相合理论及其意义探析[J].长春中医学院学报，2003，19(3)：18-19.

[2] 郭新彪.环境医学概论[M].北京：北京医科大学出版社，2002：1.

（4）“运气学说是古人研究天体日月运行、五类元素运动引起六气变化的情况，并运用阴阳五行生克制化理论，以天干地支系统进行归纳和演绎推理，对宇宙、天地、万物、人及疾病等方面加以整体观察的规律性总结”[1]。

王庆其主编的全国高等中医药院校规划教材《内经选读》引用了此概念，并指出：“运气学说不是古人的臆测，是古代劳动人民在长期实践中，通过对天体的运行、时间的推移，以及与此相应的气候变化，做了长期的、反复的、认真仔细的观察和研究，认识到自然界的气候随着时间的推移而表现出有规律的循环变更，于是从天体的运转、气候的变化、自然界（包括人体在内）的各种物化特征中找出其内在规律。五运六气学说就是古人以阴阳五行学说为依据，归纳的这一规律。”[2]

此定义的问题一是提出“五类元素运动引起六气变化”，混淆了五运与六气的关系。运气学说以阴阳五行学说为理论基础，其中三阴三阳六气与阴阳学说相对应，五运与五行学说相对应，两者相对独立，并未明确提出六气的变化取决于五运或五类元素的运动。如果说六气的变化果真是由五运所引起，则运气学说中也就不必论及运与气相合的问题了。况且王玉川教授对运气学说形成的研究已经揭示出：“五运与六气，在早先是两个不同派别的学说，而且五运的起源可能较六气早得多。它们各有一套自成体系的理论，却又有共同的研究对象。后来由于客观实践的需要，通过学术交流，彼此影响，相互渗透，逐渐结合成一个体系，才被统称为五运六气学说。”[3]二是宇宙与天地是真包含关系，宇宙作为包括地球及其他一切天体的无限空间，自然包含着天地，因此天地与宇宙不能并列。三是误认为运气学说是“整体观察的规律性总结”，或如《内经选读》所言，是古代劳动人民在长期实践中，

---

[1] 王琦，王树芬，周铭心，等．运气学说的研究与考察［M］．北京：知识出版社，1989：1.

[2] 王庆其．内经选读［M］．北京：中国中医药出版社，2007：198.

[3] 王玉川．运气探秘［M］．北京：华夏出版社，1993：133.

经过长期的、反复的、认真仔细的观察和研究所找出的内在规律。这也是中医学界普遍肯定的观点。规律是事物发展变化过程中的本质的联系和必然的趋势。运气学说虽然有一定的经验事实作为基础，但其体系的构建主要是依赖于阴阳五行、干支甲子的模式推理，不可能在当时的科学技术条件下，揭示出10年、12年乃至60年间的气候、物候与人体生理、病理之间的本质联系。因此，不能说是规律性的总结或找出内在规律。

（5）“所谓的运气学说，是中医学在古代探讨气象运动规律的一门科学，它是古人在很早时期的生活实践和生产实践中多学科的结合，不断认识，不断实践，反复提高，总结出来的认识气候变化与人体影响的规律”[1]。

此定义可以说是第一种与第四种的组合，因此，也存在着两种定义中所犯的类似错误。故作者在强调运气学说是“古代的实践中总结出来，又反复经过长期的生活和生产验证”的同时，又不得不承认运气学说“不可能对复杂的气候变化，得出完全符合客观现实的规律”，而不完全符合客观现实的知识，又怎么能说是规律？其实作者自己也明确承认，运气学说是古代医家“企图从气候的变化来推究疾病的发生与证候特性，由于不知道大气环流，为了说明各年及四时六气的‘变律’，他们不得不借助于当时人们习用的一套逻辑推理方法，即把阴阳五行与天干地支配合，创造了一套玄奥的理论”[2]。这里，运气学说是从实践中不断总结出来的规律与借助当时人们习用的一套逻辑推理方法创造出的一套玄奥理论，无疑是自相矛

[1] 冯玉明，程根群.中医气象与地理病理学［M］.上海：上海科学普及出版社，1997：70.

[2] 冯玉明，程根群.中医气象与地理病理学［M］.上海：上海科学普及出版社，1997：5.

盾了。另外，此定义也没有揭示运气学说与医学气象学的差异，故缺乏对运气学说的本质揭示，而且语言表述不精练。

（6）五运六气学说“是研究天体日月运行，天时气候变化规律及其对生物影响的理论。……它是在整体观念指导下，运用阴阳学说的对立互根、消长转化关系及运用五行学说的生克制化规律、干支甲子系统进行归纳和演绎，将天地万物、四时气候、人体生理病理、疾病诊断、防治用药等，进行广泛联系的归纳和总结。其中包涵丰富的医学气象学和时间医学等内容”[1]。

此定义的问题一是犯了与第三种定义同样的“定义过宽”的错误。二是对运气学说内涵的限定性说明稍显繁琐，层次不甚明晰。如运用阴阳学说、五行学说、干支甲子系统进行归纳和演绎，这里阴阳与五行学说是理论基础或者说是运气学说构建的哲学方法论，干支甲子仅仅是符号工具，不宜并列论述。三是“广泛联系的归纳和总结”的表述不清楚，存在逻辑矛盾。因为运气学说力图揭示气象、物候与人体生理病理，乃至疾病诊断、防治用药之间的关系，不仅运用了归纳的方法，更多地是用演绎的方法。“广泛联系的归纳和总结”不仅语句不顺，而且忽略了运气学说所使用的更为重要的演绎方法。

（7）“五运六气简称为运气学说。它是在天人相应思想指导下，应用阴阳五行理论，根据纪年的干支，对该年气象和疾病流行等进行预测的一种学说”[2]。

此定义的问题一是错误地认为“五运六气简称为运气学说”，简称前后概念不对等。二是认为运气的推算“根据纪年的干支”，但后世运气平气的推算中也使用了日、时干支，虽然以纪年干支为主，但在定义中也不能疏漏日、时干支的使用问题。

---

［1］ 王洪图．内经学［M］．北京：中国中医药出版社，2004：362.

［2］ 张年顺，方文贤．运气学研究［M］．重庆：重庆出版社，1993：1.

2. 运气学说概念在实际应用中的混乱

运气学说的概念在实际应用中，主要表现为与医学气象学的混淆。运气学说是以天人合一的整体观念为指导，以阴阳五行理论为基础，以天干、地支符号作为演绎的工具，来推论气象、物候及病候的变化，探索自然现象与生命现象的共有周期规律，从而寻求疾病的发病规律及相应的防治方法的理论。在这里，以干支相配为推算工具，对将来某一年或某一段时间的气象、物候及病候变化趋势做出推测是其根本特点，否则就不成其为运气学说。但研究者们常常离开干支推算，单独讨论天气变化与人体疾病及治疗的关系，如胡海天[1]论运气在辨证施治上的应用时，举例认为1955年石家庄的乙型脑炎证偏于热，多呈高热、脉数、舌绛、神昏等症，采取清热解毒疗法为主；1956年北京地区多雨，其乙型脑炎证偏于湿，多呈高热、胸闷、舌苔厚腻等症，采取清热化湿疗法为主；1958年广州的乙型脑炎证属热盛湿伏，采取清热透湿疗法为主。充分考虑到气候因素的影响来进行治疗，因而取得了同样的疗效。这段论述也常为现代许多有关运气的著作所引用，然而这里并未涉及干支推测气象变化的问题，因而只能说其所论问题仅属于气象医学的内容，而不属于运气学说的范畴。又如冯玉明等[2]在研究四时、六气、阴阳变化与热病流行的关系时，也抛弃了干支推算，仅将邢台地区1968～1975年历年月均流脑、流感、痢疾三种热性流行病与总辐射量、日照时数、气温、风速、气压、降水量、平均相对湿度进行统计学相关分析，结果显示流脑与月均辐射量、日照时数、气温呈显

[1] 胡海天.五运六气[J].广东中医，1962(12)：39-41.

[2] 冯玉明，程根群，徐韶光.四时、六气、阴阳的变化与热病流行的相关性分析[J].中医药学报，1988(1)：8-10，31.

著的负相关，与气压、降水量呈显著的正相关；流脑、痢疾发病均与风速、平均相对湿度呈非常显著的正相关；痢疾与风速呈显著的负相关，与平均相对湿度呈非常显著的正相关。

其次，是将运气学说与时间医学的内容混为一谈。这种现象在有关运气的著作和评述论文中较为普遍，如沈福海[1]在有关运气学说研究进展的综述中，所引运气与发病的资料大部分属于时间医学的材料，而在论述疾病结局与气候时所引资料基本上都不属于运气学说的内容。杜同仿[2]关于运气与诊断、运气与治疗的综述，也犯有同样的错误。有学者则更为简单，径直将《素问·脏气法时论》中的“肝主春，足厥阴少阳主之，其日甲乙，肝苦急，急以甘以缓之。病在肝，愈于夏，夏不愈，甚于秋；秋不死，持于冬，起于春，禁当风。肝病者，愈于丙丁，丙丁不愈，加于庚辛，庚辛不死，持于壬癸，起于甲乙。肝病者，平旦慧，下晡甚，夜半静。肝欲散，急食辛以散之。用辛补之，酸泻之”这段论述视为运用运气学说治疗肝胆疾病[3]。这样就将运气学说、医学气象学、时间医学三者混为一谈了。更有甚者，有学者将《内经》中男子八岁、女子七岁的生长发育节律及女性月经节律、气血月相盈亏盛衰节律也作为运气学说的内容[4]，可见概念混乱的严重程度。

3. 运气学说与相关学科的关系

要正确地对运气学说进行界定，首先就必须搞清楚运气学说与相关学科之间的关系，这样在概念的界定中才不会出现相互混淆的现象。由于运气学说结合医学问题来研究气象的周期性变化，试图揭示天气变化影响于人体生

---

[1] 沈福海.运气学说的研究进展［J］.成都中医学院学报，1989，12（1）：56-59.

[2] 杜同仿.运气学说近年研究概况［J］.广州中医学院学报，1985，2（1）：59-63.

[3] 朱茂胜.略论运气学说［J］.湖北中医学院学报，2001，3（3）：12.

[4] 张婧，张红.运气学说在中医妇科学中的指导和应用［J］.长春中医药大学学报，2007，23（2）：1-2.

理病理变化的周期性规律，因此，与运气学说关系最为密切的莫过于医学气象学和时间医学。

（1）运气学说与医学气象学

医学气象学是研究大气环境对人体健康的影响规律，为治疗疾病和卫生保健服务的一门学科。早在《左传·昭公元年》中已提出了阴、阳、风、雨、晦、明的“六气”病因说，《内经》中无疑有大量的医学气象学的思想和论述，中医学“因时制宜”的思想也与医学气象学有关。但作为一门独立学科，则出现在20世纪30年代。医学气象学又称人类生物气象学，它是大气科学和医学之间的边缘学科，涉及气象学、生物学、地理学、统计学、生态学、生理学、流行病学、环境卫生学、大气化学、大气物理学等多个学科，具有边缘性、综合性研究的显著特征。它用现代统计学研究天气与疾病的关系，用人工气候室研究气象因素对人体生理的影响，并就对人体有影响的气象气候因素进行综合评价。目前主要研究内容有：①气象、气候因素对人体生理过程的影响；②气象、气候因素与人类疾病发生及流行（地区性、波浪性和季节性）的关系，包括气象、气候因素对病原体及病原媒介生物生长、繁殖、传播的影响；③大气污染对人体健康的影响；④对健康不良影响的气象因素预报和疾病流行的预测预报；⑤超地球因素与疾病流行关系的研究，包括太阳活动、日食、月食、宇宙射线和重力波等对健康和疾病流行的影响；⑥利用有益的气象因素和气候因素，增强健康，防治疾病。如气候疗养（山地气候、滨海气候、森林气候）和人工气候治疗（气雾治疗等）。研究方法主要有观察法和实验法，前者通过气象资料和医学资料综合分析、数理统计处理，从中找出关系；后者在人工气候控制条件下，观察特定的气象因素对机体的影响。

运气学说与医学气象学都试图研究天气与人类健康及疾病之间

的关系。运气学说是以中国古代的哲学思想——阴阳五行学说为理论基础，以干支符号为工具来推演天气变化，特别是60年循环气候变化与人类健康及疾病之间的关系，与医学气象学有一定的联系，但仅仅是古代医学气象学的部分内容，因为在中医学中还有许多研究季节天气变化与人体关系的理论，并不运用干支符号推算，但也属于古代医学气象学的内容。作为新兴学科的医学气象学是以大气科学与现代医学为基础，以观察与实验为主要方法，借助统计学、流行病学等现代学科的知识来研究大气环境对人体健康的影响规律。医学气象学也预测疾病的发病与流行，但它是在研究气象条件和发病高峰期或某种疾病多发期的关系的基础上，利用天气图预报和数理统计预报两种方法来进行医疗气象预报的。从天气预报的角度而言，所采用的诸如卫星遥感等现代化探测手段、先进的数学、物理、化学、生物等学科成果和方法，以及超大型计算机等先进的计算工具和先进的信息网络通信、GPS技术等，从气圈、水圈、生物圈、冰雪圈和岩石圈的相互作用来研究发生在大气中的各种运动和过程（包括物理的、化学的和生物的过程），并把这些复杂的动力的、物理的、化学的、生物的过程变为数值模式，从而可以在计算机上模拟和预测这些不同时空尺度大气状态的变化等。从天气对疾病的影响角度而言，不仅研究大气环境对人体的物理的、化学的等直接影响，同时对气象因素与污染、气象因素与生物因子等相互之间的关系研究更为深入。如在冬季冷高压的控制下，地面附近的大气常常产生逆温，使污染物浓度不易较快稀释，直接威胁人类的健康。1952年12月，英国伦敦的烟雾事件就是在强冷高压过程下发生持续的下沉逆温的一例。又如病毒、细菌、寄生虫等生物病原体也往往在某些特定天气条件下大量生存繁殖，导致疾病产生或广泛流行。由此可见，医学气象学所采用的方法、技术，研究的范围、层次与深度，均是运气学说难以比拟的，这也是历史的必然。

（2）运气学说与时间医学

一般认为时间医学是时间生物学的下位概念，指将时间生物学的观点、原理和方法与临床医学结合起来，用于诊断、治疗疾病。而时间生物学是研究机体生物节律及其时间结构和应用的科学，包括了时间生理学、时间药理学、时间医学、时间病理学、时间治疗学、时间生物医学工程、时间毒理学、时间营养学等亚学科[1]。从广义的医学角度而言，我们也可以说，时间医学是研究人体生物节律及其时间结构和应用的科学。有学者将中医时间医学定义为："是在中医理论的指导下，从整体上研究人体生命活动的周期性，并指导临床诊断、治疗、预防和养生的一门科学，它是中医学的一个分支学科。"[2]这也是把生理学、病理学、诊断学、治疗学、养生学等视为整个时间医学的范围之内。而时间医学所研究的生物节律，大致可分为三类：一是近日节律，即周期在 20 ～ 28 小时的生物节律，如睡眠 - 觉醒、体温、血压、心率等；二是超日节律，即周期小于 20 小时的生物节律，其振荡频率大于 1 日，如心脏搏动、呼吸运动等；三是亚日节律，即周期大于 28 小时的生物节律，其振荡频率低于 1 日，其中包括近 3.5 日节律（70 ～ 98 小时）、近 7 日节律（140 ～ 196 小时）、近月节律（25 ～ 35 天）、近年节律（305 ～ 425 天）。

运气学说与时间医学均研究生命的周期性问题，二者虽有一定的交叉，但区别更为明显。运气学说虽然涉及主运、客运、主气、客气的近年节律，但其实质是运用干支符号推演 60 年的气候变化周期，以超长节律为主；而时间医学主要研究日节律、月节律和年节律变化。运气学说肯定涉及气象因素，而时间医学研究时间与人体生理、病理及疾病诊治的关系，时间因素即可与气象因素同步影响人体，也可与气象因素无关。并不局限单一的时间要素。运气学说

---

[1] 王正荣 . 时间生物学［M］. 北京：科学出版社，2006：1，14.

[2] 张年顺，宋乃光 . 实用中医时间医学［M］. 上海：上海中医学院出版社，1991：4.

必须借助于干支推算，而时间医学并不一定借助于干支推算。

4. 运气学说的本质

通过上述对运气学说概念的剖析，以及对运气学说与相关学科关系的探讨，有助于我们进一步明确运气学说的概念。运气学说作为五运六气学说的简称，当指古人研究天象、气象、物候和人体生理病理之间关系及其规律的一种学说。它是以“天人合一”的整体观念为指导，以阴阳五行理论为基础，以干支符号作为演绎的工具，来推论天象、气象、物候及人体生理病理的变化，以探索自然现象与生命现象的共有周期规律，从而寻求疾病的发病规律及相应的防治方法，其中包涵着丰富的医学气象学思想。

运气学说的立论前提是以阴阳五行之气为支配天地万物生成变化的根本力量，以阴阳五行规律为天地万物的根本规律，诚如《素问·天元纪大论》所说：“夫五运阴阳者，天地之道也，万物之纲纪，变化之父母，生杀之本始，神明之府也。”其基本原理是五运和三阴三阳的递相主时，周而复始。由于五运和六气对天地万物的作用特点各不相同，因而随着五运六气的应时递代，天地万物也呈现出周期性的变化，即天象、气象、物候和病候随五运六气的周期性递代而呈现周期变化。故运气学说所研究的也正是五运六气递相主时的规律及其对天象、气象、物候、病候的支配作用。究其实质，则与古代象数学有密切的关系。

“象”含义探讨

众所周知，“象”是中国传统文化乃至中医学中一个重要的概念。由于汉字在符号化中扬弃地保留着象形性的根基，以及中国哲学源头《周易》对“象”的重视，决定了中国传统思维具有明显的取象性特征。王夫之《周易外传》说："盈天下而皆象矣。《诗》之比兴，《书》之政事，《春秋》之名分，《礼》之仪，《乐》之律，莫非象也，而《易》统会其理。"汪裕雄[1]进一步指出："中国文化推重意象，即所谓'尚象'，这是每个接受过这一文化熏染的人都不难赞同的事实。《周易》以'观象制器'的命题来解说中国文化的起源；中国文字以'象形'为基础推演出自己的构字法；中医倡言'藏象'之学；天文历法讲'观象授时'；中国美学以意象为中心范畴，将'意象具足'作为普遍的审美追求……意象，犹如一张巨网，笼括着中国文化的全幅领域。"这说明"象"及其相关的思维方式活跃在哲学、文字、科学、艺术等中华文化的各个领域。另外，从心理学与思维科学的角度而言，又有表象、意象、形象等不同名词术语，这里仅从近年来兴起的象思维的角度，讨论所涉及的"象"的定义问题。

由于人们对象思维的认识尚待深化，而"象"作为中国传统文化特有的范畴，内涵又十分丰富，难以简单定义。如王强[2]认为"象"的本质主要是信息态的存在。信息有客观信息、主观信息，中医"象"也是具有不同形态的信息，象系统是一个多元的和多层次的复杂信息系统，有实有虚，有"形而下"有"形而上"，有客观有主观，有整体有局部，有具体有笼统等。"取象"的目的都在于获取信息，转化为"意象"进而产生关联性思维。因此，为了准确理解"象"的内涵，我们不妨从"象"的分类角度加以研究。关于"象"的分类，大致可以从人类认识事物的发展过程与人类思维要素的构成两个方面加以划分。

---

[1] 汪裕雄．意象探源［M］．合肥：安徽教育出版社，1996：4.

[2] 王强．试析中医思维模式的本质特点和多元复杂性［J］．中华中医药杂志，2013，28（2）：301-305.

1. 从人类认识事物的发展过程分类

人类对事物的认识总呈现出不断深化的过程，就抽象思维而言，表现为由事物现象的感知上升为表象，再由表象抽象为概念的深化过程。现代对认知表征演进的研究认为，种系发展的认知表征呈现出感觉运动认知→意象认知→语言认知的演化过程；人体发展的认知表征演化为动作表征→形象表征→符号表征[1]。象思维的过程则表现为象的层次的不断演化，具体可概括为以下几个方面[2]。

（1）物态之象

物态之象也可简称为“物象”，指一切可直接感知的、有形的实物形象。如自然界的天象、气象，以及山川风物等景物之象；人的面部形象，中医学所讲的声象、脉象；社会生活中的兴衰之象、风土人情、市井百态等。

（2）功能之象

从各种物态之象中抽象出来的事物功能或属性的体现。在中国传统文化中，气之象具有无形而健动的特点，可感知而又非实体，常被用于表示功能动态或属性之象。如中医学中之藏象，药物之寒热或升降浮沉之性，八纲之阴阳、表里、寒热、虚实，无一不是功能动态之象的体现。

（3）共性之象

共性之象反映事物各种功能之象的内在联系，揭示事物的本质属性，也可称为“意象”。人们在认识事物时，总是力图将各种功能之象根据其联系的紧密程度之差异加以分类认识，寻找其中能反映事物内在联系的共性之象，如阴阳之象、五行之象、八卦之象、证候之象等。

---

[1] 张淑华，朱启文，杜庆东，等．认知科学基础［M］．北京：科学出版社，2007：174.

[2] 王前．中西文化比较概论［M］．北京：中国人民大学出版社，2005：65-69.

（4）规律之象

规律之象也可称为“道象”，指反映事物的各种本质属性之间的种种必然联系，因而可以作为推断事物发展趋势的根据。如阴阳相互转化之象、五行相生相克之象、八八六十四卦推演之象，以及“生生之谓易”的“易象”等。

另外，蒋谦[1]根据主观意识参与的程度和方式将象也分为四个层次，由低到高可分为原象、类象、拟象和大象。原象指通过感官（主要是视觉器官）获得的事物形象，它既是当下的视觉表象，也是长时期的记忆知觉表象，其主要特征是与物象相似、相像。类象指由不同具体形象的相似、相类方面组合而成的形象。其发生机制为联想和想象。拟象指按照一定的主观意图和分类标准，对各种“类象”再进行组合，模拟或再造出一个整体世界的功能图象。大象指那种虽然与具体形象有关联，却没有形体形质的物象原型，排斥一切符号、语言等概念思维的混沌、朦胧形象。

王雁南等[2]根据认识的深度不同，将“象”分为物象、具象、意象三个层次，认为物象即“观物取象”，是“象”最原始、最基本的层次，是观察者借助于感官直接感知的未经思维加工的、最朴素的“象”。中医通过望、闻、问、切获得的各种症状体征，都是通过患者的体验或医生的感知而直接获得的最朴素的“物象”，都是人体在各种外来影响与自身调节综合作用下的自然整体呈现。具象，即具体生动的形象。中医学通过归纳和比较患者的各种不同物象（症状体征）之间的联系，使散乱的物象群变成一组组相对条理的物象类，

---

［1］ 蒋谦．论意象思维在中国古代科技发展中的地位与作用［J］．江汉论坛，2006（5）：25-30.

［2］ 王雁南，王永炎，张启明．通过东西方文化对比认识中医“象”的特点［J］．环球中医药，2011，4（3）：204-207.

这些物象类就是具象。意象是指在对具象发生的原因和规律进行研究的过程中，形成的具有物我合一、现象与本质相融、自然、整体的时序概念。其中“意”是观察者对物象、具象的感受、体悟而做出的升华，常是观察者对观察对象的运动规律及其妙用和韵味的把握。

王树人[1]则将象分为形下层面与形上层面，其中人的嗅、听、视、味、触诸感觉之象均为形下之象，而超越此形下之象进入精神之象（例如意象、幻象等多层面），特别是进入老子所说的“大象无形”之象，即动态整体之象，乃是形上之象。

王中杰[2]将象分为现象（或表象、物象）、形象、意象、法象、象征性模型五类。其中形象是指现象层面的事物中具有所谓“形”的部分，于意识层面蕴含于作为心理表征的表象或意象之中；法象是指涵盖性高的、不分境域皆可用之贯之的意象；象征性模型是以符号作为表征的意象或法象。很明显，其分类的逻辑层次不清，相互之间具有包含关系。

2. 从人类思维要素的构成分类

思维作为人脑接受、加工、存储和输出信息以指导人的行为的整个活动和过程，离不开思维主体、思维客体、思维工具及手段等几个相互依存的要素，由这些要素的相互作用，形成思维的成果。那么，从人类思维要素的构成与结果的角度，象可以分为以下三类。

（1）客体之象

任何认知活动都离不开相应的认知对象，都是始于对认知客体的感知探测。但由于认知者的文化背景、认知目的及方法等的不同，人们所关注的事

---

［1］王树人．文化观转型与“象思维”之失［J］．杭州师范大学学报（社会科学版），2008（3）：6–9.

［2］王中杰．《内经》思维方式的形成、发展与当代冲击——一种于理论层面对中医思维方式的诠释［D］．广州：广州中医药大学，2012.

物或事物的层次有很大的差异。从思维客体的角度而言，刘长林[1]认为以“象”为认识层面的思维就是意象思维。“象”指事物在自然本始状态下的呈现，即事物的现象层面。现象是事物在自然状态下运动变化的呈现，是一个过程。从内涵上说，现象是事物整体功能、信息和性态的表现，是事物系统全部的内在联系（稳定的与不稳定的）和外在联系（不稳定的与稳定的）自然的整体显示、整体反应。从状态上说，现象是事物自然整体联系的错综杂陈，充满变易、随机和偶然。作为认识对象的事物系统的现象，是由事物系统内部的所有关系、事物系统与天地自然及社会生活环境的关系、事物系统与认识主体的互动关系三方面所规定的[2]。也有学者对此提出不同意见，认为本质与现象的对立，乃是“概念思维”所预设，而在“象思维”方式中，则不可能存在此种预设。“象”的世界乃是“体用不二”的。将“象科学”的对象规定为现象或“象”的层面，而将“体科学”的对象规定为本质或实体层面，颇为不妥[3]。正由于如此，有学者提出“象”并非西方哲学中所谓的“现象”。现象相对于本质而言，人们认识事物要“透过现象看本质”，现象与本质的对立是主客二分的逻辑分析思维的产物。“象”是通过“用心”思维来确定的[4]，而用心思维的特征在于注重心物交融，直观体悟，知情意相贯通。

---

［1］刘长林．中国象科学观——易、道与兵、医［M］．北京：社会科学文献出版社，2008：43.

［2］刘长林．中国象科学观——易、道与兵、医［M］．北京：社会科学文献出版社，2008：6.

［3］王南湜．中西思维方式的差异及其意蕴析论［J］．天津社会科学，2011（5）：42-52.

［4］王前．中西文化比较概论［M］．北京：中国人民大学出版社，2005：65.

（2）工具之象

工具之象是主体认知客体的方法的体现。人类对客观事物的认知，总是要借助于一定的工具或方法来实现的，由于认知的水平、认知对象的特性或认知者文化背景等诸多因素的影响，人们对认知工具的选择亦有差异。如果说中国传统思维的认知对象是事物整体功能、信息和性态表现之象，这种象难以用分析还原的方法加以认知，对它们的说明和阐释，必须通过“以象说象”的途径，即通过适当的比喻、在不给出逻辑上的定义的情况下，以揭示出“象”的抽象内涵或本质特征。因此，其思维的工具必须以相应之象为中介，这种工具之象可以是自然界之物象，如中医学借助于太阳之象以认识人体的阳气，以河水的流动等认识人体血液的运行等；也可以是人为创造的一种意象，如太极图、卦爻之象等。

“象”是中国古代形象逻辑思维中具有认知功能的观念形式，它源于自然形象，出自人脑的表象，以形象信息为其“内涵”，以抽象性、形象性与多媒多维性为特征，“象”在人脑中具有多媒形象信息的比较、识别与实质意义的认知作用。阴阳之象是古代形象识别模式的核心纽结，中医所说的“比象”就是用大脑的阴阳式的形象认知模式对观察事物进行形象识别与实质的理解[1]。

思维的工具之象，类似于科学方法论中的模型，包括自然模型与人工模型。真实世界的复杂性决定了任何人都难以对其进行全面的表述，也决定了实在的显现必须借助模型作为基底才能实现，因此，模型化方法也是科学研究常用的重要方法之一。自然界的太阳，也可看作人体阳气的天然模型。中医学中的气、阴阳作为关于自然的总体模型，构成了中国传统科学家共同体的信念背景，决定了其科学研究的基本方向、方法、机制和概念。刘长林[2]

[1] 刘庚祥．“象”与中医思维的研究［J］．医学与哲学，1997，18（1）：22-24.

[2] 刘长林，张闰洙．中国哲学“气”范畴的现代认识［J］．太原师范学院学报（社会科学版），2005，4（1）：6-11.

提出气的含义之一即为符号 – 关系模型之气，这样的“气”概念实际是在现象层面，为认识事物之间的功能信息关系而建立的符号 – 关系模型。其功用在于避免考察实际过程，只研究事物之间的对应变化关系，寻找其功能信息的相关性规律，并由此认定事物的性质，在此基础上，再逐渐形成事物整体的功能信息模型。按照阴阳模型，为了理解一个事物呈现的各种属性，我们需要将事物的属性分解为基本的属性——阴、阳，事物的任何属性就是这两种基本属性的组合，只要我们能够了解组成事物的属性的结构，我们就达到了对事物的理解。中医学正是基于这一模型，将人体描述为一个由基本属性组合而成的原型结构——阴阳和谐状态，疾病则是对原型状态的偏离。对疾病的认识不是去把握引致疾病的实体——病原体和因果作用的过程，而是把握疾病证候体现的基本属性的组合方式[1]。

（3）认知之象

对客体认知所形成的象，也可以称为意象。上述从人类认识事物的发展过程分类所提到的功能之象、共性之象、规律之象，都属于思维成果之象，是思维的结果。王树人[2]对象思维的认识即强调了认知成果之象，他明确指出：“象思维之象亦可称为‘精神之象’。这种‘原象’或‘精神之象’在《周易》中就是卦爻之象，在道家那里就是‘无物之象’的道象，在禅宗那里就是回归‘心性’的开悟之象。”（应该指出的是，这里将《周易》之“卦爻之象”等同于“大象无形”之“象”，并不符合易象的本意，值得商榷。）它与表象之象、形象之象的区别之一就在于它是动态整体之象。虽然“象思维”之象是多层次的，有外在可感知之象，有内感之象，有象的

[1] 胡志强，肖显静．科学理性方法［M］．北京：科学出版社，2002：120.

[2] 王树人．回归原创之思——“象思维”视野下的中国智慧［M］．上海：江苏人民出版社，2005：3-4.

“流动与转化”而生成联想之象或意象，如此等等。但“具象和意象”等可感知之象只是象思维的起步或中介，借此向神思的“原象”过渡，跃升至“大象无形之象”或“无物之象”[1]。对于“象的流动与转化”来说，“原象”“乃是循环的出发点和归宿点”。正是基于上述认识，张锡坤[2]认为象思维之象最终应界定为“原象”，而不是不同层次象的统称。将“原象”界定为象思维之象，其意义不只消除了原象、具象相混同之弊，更在于把握了中国传统思维循环性的特质。张祥龙[3]则建议，为了将这种象思维与形象思维等鱼目混珠者区分开来，在某些情况下可以将它表达为“原象思维”或“境象思维”，以正视听。

综上所述，“象”是客体整体信息及其在人大脑中的反映与创造，贯穿于思维的全过程，涉及思维的客体、主体及认知目的各个方面，总体上可分为自然物象与人工意象，后者包括符号意象与观念意象。

象思维概念研究

对于与“象”有关的思维方式的命名及界定，由于人们的着眼点不同而众说纷纭。就名称而言，比较有代表性的如王树人等称为象思维[4]，高晨阳、

[1] 王树人．“象思维”与原创性论纲［J］．哲学研究，2005（3）：32-36.

[2] 张锡坤．象思维与意境创造［J］．华夏文化论坛，2006：37-40.

[3] 张祥龙．“象思维”为什么是“原创”的［N］．中国图书商报，2005-12-09（A09）.

[4] 王树人，喻柏林．《周易》的“象思维”及其现代意义［J］．周易研究，1998（1）：1-8.

刘长林等称为意象思维[1, 2]，于春海、邢玉瑞等称为取象思维[3, 4]，王前称为直观体验[5]等。这些不同名称反映了人们对于这一思维方式不同的认识视角，如与抽象思维之透过现象抽取本质相对而言，称其为取象思维；与以概念为思维要素的概念思维相对而言，此种思维方式以象或意象为思维要素，故可称为象思维或意象思维；从思维主体自身的整体性结构及思维运作方法而言，可称为直观体验或直觉思维；若从思维追求的目标而言，又可称为"原象思维"或"境象思维"；从思维工具之象与数等值互换及运数推演的角度，也可称为"象数思维"；从广义之形象包括物象和意象的角度而言，又可称为形象思维；从主体对意识中的物象资料进行有目的加工的角度，又有具象思维的称谓[6]；有人根据《周易》借助一刚一柔，或连或断的爻线组成的卦象，象征、指代、图示复杂的自然现象和社会现象，具有既形象化又抽象化的特点，而称之为线象思维[7]。

从上述名称的多样性，可见人们对于象思维内涵认识的巨大差异，概括起来，大致可以分为以下几种情况。

---

[1] 高晨阳．中国传统思维方式研究［M］．济南：山东大学出版社，1994：167-205.

[2] 刘长林．中国象科学观——易、道与兵、医［M］．北京：社会科学文献出版社，2008：26.

[3] 于春海．论取象思维方式——易学文化精神及其现代价值讨论之一［J］．周易研究，2000（4）：76-81.

[4] 邢玉瑞．《黄帝内经》理论与方法论［M］．西安：陕西科学技术出版社，2005：195-215.

[5] 王前．中西文化比较概论［M］．北京：中国人民大学出版社，2005：71.

[6] 刘天君．具象思维是中医学基本的思维形式［J］．中国中医基础医学杂志，1995，1（1）：33-34.

[7] 柯可．中华线象思维的特点与贡献［J］．广东社会科学，2008（1）：62-66.

1. 从思维客体的角度定义

刘长林[1, 2]认为中医以时间为本位，重视对“象”的研究，主要采用意象思维方法。所谓意象思维，就是在彻底开放而不破坏事物之自然整体的前提下，对事物进行不离开现象的概括，探索其现象层面，即自然整体层面规律的思维。它不对现象做定格、分割和抽取，而是要尽量保持现象的本始性、丰富性和流动性，不是要到现象的背后去寻找稳定性和规律，而是要在现象本身之中找到稳定性和规律。它也对事物进行概括，发现事物的普遍性，但始终不离开现象层面。概括的结果，仍以“象”的形式出现。故他明确指出:“以“象”为认识层面的思维，就是意象思维。”王永炎等[3]认为象思维就是以事物的各种外在表现为依据，充分借用观察者已有的知识经验，通过广泛联系，旁征博引，体悟事物的内在本质或变化规律的思维方法。也是着眼于思维客体的角度而界定。毛嘉陵等[4]认为中医象思维就是通过观察人体所表现出来的征象，运用联想、比喻、比对、象征、类推以及阴阳、五行等推理模式进行演绎，以揣测分析体内的生理病理状况的一种思维方法。辨证施治的核心其实就是对“象”的认知、把握和应对。何泽民[5]认为象思维是以事物表现于外的形态、形象、征象、象数等为依据，通过想象、类比、推演等广泛联系，探究事物内在本质和事物运动变化规律的思维方法。

---

[1] 张宗明 . 中医学是象科学的代表——访全国著名中医哲学研究专家刘长林研究员[J]. 南京中医药大学学报（社会科学版），2012，13（1）：1–8，29.

[2] 刘长林 . 中国象科学观——易、道与兵、医[M]. 北京：社会科学文献出版社，2008：43.

[3] 王永炎，张启明 . 象思维与中医辨证的相关性[J]. 自然杂志，2011，33（3）：133–136.

[4] 毛嘉陵，王晨 . 中医象思维的文化解读[J]. 医学与哲学（人文社会医学版），2010，31（12）：4–7.

[5] 何泽民 . 论象思维对《黄帝内经》的影响[J]. 中医杂志，2012，53（15）：1334–1336.

象思维是《内经》的主要思维方式和说理工具，它是依靠取象比类，推演络绎，立象以表意，用意以求理，这不同于现代逻辑分析思维。并论证了象思维在《内经》中运用具有广泛性、多样性、层次性、关联性。但他将整体思维、变易思维、中和思维作为象思维的方式，则值得商榷。另外，何裕民认为，这种不注重区分对象的层次，特别注重整体层面的信息（即表象、象），并尽可能加以全面细微的捕获，同时关注这些表象与周遭环境的互动关系，然后将各方面信息“整合”起来，形成一种带有总体性认识的思维方法，用“整合思维”命名最为熨帖。它的认识论前提是“自然乃整体也”，万物“一气牵系”、互渗、互动、相互影响，“有诸内，必形诸外”[1]。

2. 从思维工具的角度定义

大多数学者对象思维的界定是着眼于思维的工具及要素，但各自的表述又不尽相同。如高晨阳[2]认为意象思维的根本特点是以带有感性形象的概念、符号，运用象征的方式表达对象世界的抽象意义，或以直观性的类比推理方式把握对象世界的联系。其本质上属于一种哲学层面的理论思维，既与文学艺术领域内的形象思维不同，又与纯粹的抽象思维不同，它是运用带有感性、直观、形象的哲学概念或符号，通过象征方式把握对象世界的一种特定的思维方式。感性、形象之中具有理性、抽象，理性、抽象之中又夹杂着感性、形象，二者相互渗透、相互补充、相互凝融，保持着有机的统一。于

---

[1] 何裕民. 经络研究应更注重整合思维［N］. 中国中医药报，2010-10-14（4）.

[2] 高晨阳. 中国传统思维方式研究［M］. 济南：山东大学出版社，1994：167，172，179.

春海[1]则将取象思维方式界定为：在思维过程中离不开物象，以想象为媒介，直接比附推论出一个抽象的事理的思维方法。这种思维方法的核心是以具体事物为载体，靠想象去推知抽象事理，其本质是独具中国特色的一种直接推论的逻辑方法，与整体思维互补并具有模糊性等特点。邢玉瑞[2]认为取象思维是古人在观察事物获得直接经验的基础上，运用客观世界具体的形象及其象征性符号进行表述，依靠比喻、象征、联想、推类等方法进行思维，反映事物普遍联系及其规律性的一种思维方法。张其成等[3]认为，取象思维通过取象比类的方式，在思维过程中对被研究对象与已知对象在某些方面相通、相似或相近的属性、规律、特质进行充分关联类比，找出共同的特征、根本内涵，以”象”为工具进行标志、归类，以达到模拟、领悟、认识客体为目的的方法。鲁杰等[4]认为中医意象思维主要体现在取象比类的思维方法之中，运用取象比类，分析人的生理病理功能结构，建立“藏象”学说；对疾病的认识上，将各种病症表现归结为“证象”，建立“辨证论治”理论体系。所谓“藏象”“脉象”“证象”等，其本质就是“意象”。梁永林等[5]也认为，象思维是运用带有直观、形象、感性的图像、符号等象工具来揭示认知世界的本质规律，通过类比、象征等手段把握认知世界的联系，从而构建宇宙统一模式的思维方式。它以物象为基础，从意象出发类推事物规律，以“象”为思维模型解说、推演、模拟宇宙万物的存在形式、结构形态、运动

---

[1] 于春海. 论取象思维方式——易学文化精神及其现代价值讨论之一［J］. 周易研究，2000（4）：76-81.

[2] 邢玉瑞.《黄帝内经》理论与方法论［M］. 西安：陕西科学技术出版社，2005：198.

[3] 张其成. 中医哲学基础［M］. 北京：中国中医药出版社，2004：290.

[4] 鲁杰，张其成. 中医原创思维“意象”的心理实质探究［J］. 云南中医学院学报，2011，34（4）：7-10.

[5] 梁永林，刘稼，李兰珍，等，象思维是中医理论的思维方式［N］. 中国中医药报，2010，11（1）：3.

变化规律，对宇宙、生命做宏观的、整合的、动态的研究。何丽野[1]认为“象”的思维是一种以“象”来把握“存在”，并以对“象”的解说来把握存在本质的方式。它的产生源于本体论之“说不可说”。“象”的思维不属于感性认识和形象思维，当然更不属于抽象思维，而是结合了两种思维方式的一种更高级的思维。张立平[2]认为象思维是形象思维与意象思维的结合，是以“气”为载体，以“意”来观察、体悟“象”，以“取象比类”为主要方法，在自然状态下，经过主体的分析、综合、抽象、概括，探求自然、生命、健康、疾病现象及其规律。中医象思维的过程，主要包括“观物取象”“立象尽意”与“取象比类”三个不可分割的阶段，以直观模糊、自然整体、开放动态、直觉体悟为特点。此定义逻辑层次不清，所谓以“气”为载体，以“意”来观察、体悟“象”，缺乏应有的操作性，未能反映象思维的基本特质。汪炯[3]则探讨了中医取象比类与比喻的问题，指出中医的取象比类涉及自然现象、生活现象、军事现象、政治现象、建筑格局等；并从阴阳五行、脏腑经络、病因病机、症状证候、辨证论治等方面论述了其与比喻的关系。鲁杰等[4]提出中医意象思维是以根源于统一整体的、直觉感悟的及动态变易的传统思维方式，以类比、象征的方法为中介，同时以“意”为灵机，把握人体的生理功能和病理变化，其往往倾向于对生命现象、疾病现象、诊治、

---

[1] 何丽野．象的思维：说不可说——中国古代形而上学方法论［J］．浙江社会科学，2003（6）：111–115.

[2] 张立平．论中医“象”思维（一）辽宁中医药大学学报［J］．2012,14（6）：40–41.

[3] 汪炯．中医的“取象比类”与比喻［J］．扬州大学学报（人文社会科学版），2006，10（2）：73–75.

[4] 鲁杰，张其成．中国传统思维方式影响下的中医意象思维［J］．云南中医中药杂志，2011，32（4）：10–12.

养生进行整体、动态的思考，重视心智的悟解，忽略逻辑的推理，是中医最为独特也是最具学术探讨价值的思维方式之一。

3. 从思维目标的角度定义

王树人[1]认为，“象”包含外在感知之象、内在感知之象，把握某种小宇宙整体内涵的气象或意象，乃至本原之象或大宇宙整体之象等无限丰富的层次。“象思维”正是借助象的流动与转化，以达到与大宇宙整体之象或“道”一体相通的“把握”。故对象思维的界定，也多倾向于思维的目标。他认为象思维与概念思维相对而言，前者所要把握的是道、气、太极等非实体，属于动态整体；后者所要把握的是作为一种对象、一种客体的实体，属于静态局部。在思维语言上，前者所用“象语言”，既有在形下层面的视觉形象，还包括嗅、听、味、触等感知之象，又有形上层面的如老子所说“大象无形”之象等；后者所用则为完全符号化的概念语言。在思维方式上，二者也有显著区别：其一，“象思维”富于诗意联想，具有超越现实和动态之特点。而概念思维则是对象化规定，具有执着现实和静态之特点。其二，“象思维”诗意之联想，具有混沌性，表现为无规则、无序、随机、“自组织”。概念思维之对象化规定，则具有逻辑性，表现为有规则、有序，从前见或既定前提出发，能合乎逻辑地推出规定系统。其三，“象思维”在“象之流动与转化”中进行，表现为比类，包括诗意比兴、象征、隐喻等。概念思维则在概念规定中进行，表现为定义、判断、推理、分析、综合及逻辑斯蒂演算与整合成公理系统等。其四，“象思维”在诗意联想中，趋向“天人合一”或主客一体之体悟。概念思维在逻辑规定中，坚守主客二元，走向主体性与客观性之确定。概而言之，“象思维”是发现和提出问题的智慧，而

---

[1] 王树人，喻柏林．论“象”与“象思维”[J]．中国社会科学，1998（4）：38–48.

逻辑概念思维是解决具体问题的智慧[1]。

4. 从思维主体的角度定义

在诸多有关象思维的名称中，具象思维更多地强调与思维个体直观动作的关系。刘天君[2]提出具象思维是中医学基本的思维形式，具象思维是指以物象为媒介的思维活动。物象即感官对于事物形象的具体感知，也就是感知觉。人们在品尝佳肴、辨别寒热或进行其他以感知觉变化为中心内容的认知活动时，即多用具象思维。具象思维的初级阶段即直观动作思维，其特点是被动性，与生俱来。高级阶段的具象思维则需要后天的主动学习与锻炼。高级阶段的具象思维是个体对其意识中的物象资料进行有目的加工（构建、运演、判别）的操作活动。其操作的基本过程包括构建物象和运演物象两个步骤以及贯穿于这两个步骤始终的判别物象。这里的物象不同于形象思维的表象，也不同于抽象思维的语言，它是感知觉本身，是具象思维区别于形象思维和抽象思维的本质特征。以“我的左脚泡在温热的水中”这一主题为例，默念这句话（词语符号）是抽象思维，想象其画面（表象）是形象思维，体会左脚温热的感觉（物象）是具象思维[3, 4]。具象思维的特点在于它的直感性，即它与被思维对象直接联系，不经过任何形式的抽象，它的思维活动不脱离具体的

[1] 王树人. 文化观转型与“象思维”之失［J］. 杭州师范大学学报（社会科学版），2008（3）：6–9.

[2] 刘天君. 具象思维是中医学基本的思维形式［J］. 中国中医基础医学杂志，1995，1（1）：33–34.

[3] 魏玉龙. 具象思维的形成、发展和研究［J］. 中医学报，2009，24（6）：18–20.

[4] 张海波，刘天君. 具象思维的概念及其意义探讨［J］. 北京中医药大学学报（中医临床版）：2011，18（5）：43–45.

感知活动[1]。刘天君等还通过脑电同步检测技术测量具象思维、形象思维和抽象思维三种思维形式，从不同思维主题作业中的功率谱变化，发现 α 频段三种思维形式存在显著性差异，给出了具象思维这种新的思维形式 α 频段的特异性[2]。张祥龙也认为象思维可简言之曰“在‘做’中成就‘做者’、‘被做者’和‘新做’”的思想方式，或者说是在相互粘黏与缠绕中成就意义与自身的思维方式。它是一种让人能够跟随动态的生成过程，并可能在这跟随之中参与到此过程之中，从而引发新意识样式的思想方式[3]。这种强调主体参与的具象思维，与当代认知心理学中的具身认知有一定联系，后者强调语义表征在我们用来与外界交流的知觉和运动系统中。根据具身认知的观点，认知依赖于身体带来的各种体验，而身体拥有不可分割地相互联系的特定的知觉和运动能力，并且它们共同组成了孕育推理、记忆、情绪、语言和其他所有心理活动的母体[4]。

总括上述不同角度的定义，可以看出象思维是把客体“存在”（世界的本质）看作一个“象”，即自然的整体显示，由于这种客体之象之不可分割，无法借助概念用理性和逻辑把握，只能借助于由“象”组成的符号与文字体系去表征，以对“象”的诠释与解说导出关于世界的本质和规律的认识，即以象说象。

因此，我们可以将其界定为：象思维是以客观事物自然整体显现于外的

---

[1] 刘天君. 具象思维是中医学基本的思维形式［J］. 中国中医基础医学杂志，1995，1（1）：33-34.

[2] 刘天君，魏玉龙. 基于 α 频段功率谱分析具象思维形式脑电的特异性［C］. 世界医学气功学会第五届医学气功学会会员代表会议暨第七届学术交流会议，2012：78-84.

[3] 张祥龙. 概念化思维与象思维［J］. 杭州师范大学学报（社会科学版），2008，（5）：3-8.

[4] ［美］约翰·安德森. 认知心理学及其启示［M］.7 版. 北京：人民邮电出版社，2012：130-131.

现象为依据，以物象或意象（带有感性形象的概念、符号）为工具，运用直觉、比喻、象征、联想、推类等方法，以表达对象世界的抽象意义，把握对象世界的普遍联系乃至本原之象的思维方式。象思维是客观之象与心中之象的转化与互动过程，是将获取客观信息转化为“意象”而产生的关联性思维。

象数之数的内涵考察

象数思维，即取象运数，是源于《周易》及易学的一种思维方法。本来在易学领域，人们对象数思维的内涵及象与数的关系有比较一致而且明晰的认识，一般认为象数思维是指运用带有直观、形象、感性的图像、符号、数字等象数工具来揭示认知世界的规律，通过类比、象征等手段把握认知世界的联系，从而构建宇宙统一模式的思维方式，是象思维和数思维的合称[1]。在象数思维中，象与数互为表里，诸如阴阳奇偶数、五行生成数、八卦次序数、天地生成数、九宫数、河图数、洛书数、大衍之数等，实际上都是一种特殊的象。然而在中医学领域中，对象数思维中数的认识，常常与数学计量之数混为一谈，有必要加以辨析。

1. 象数之数与数学之数

数学与医学、农学、天文学是中国古代最发达的四门学科。中国古代数学取得了举世瞩目的成就，并在历史的发展过程中形成了

---

[1] 张其成．中医哲学基础［M］．北京：中国中医药出版社，2004：289-290.

以算法为中心、以实用为目的、以归纳为主要方法、以问题集为主要模式的独特风格和体系，现代人对中国传统数学的成就也做了系统的总结[1]。另一方面，由于受中国古代哲学和文化的影响，数又被赋予广泛的文化内涵，而成为一种形式化的推演工具，即象数之数。《易传》在解释《易经》时初步提出了一套象数原理，指出：易卦“参伍以变，错综其数。通其变，遂成天下之文；极其数，遂定天下之象”(《系辞上》)。认为由易卦阴阳之数和爻数的错综变化而成各种卦、爻之象，由这些卦象、爻象则可象征任何事物及其位置关系。即“象”是通过“数”来确定与表示，这里“数”已不具有量的含义，是形象和象征符号的关系化，以及在时空位置上的排列化、应用化和实用化。一般的数是抽象的概念，数是由单位构成的集体，它不考虑事物的其他属性，只考虑事物的量的规定性，它是在事物中抽象地存在，与事物的量以外的属性没有关系，已经超越了经验和直观。象数之数与一般的数不同，它没有单位，没有大小可比性，也没有精确计算之性，更是只有整数没有小数，因而其义随意而宽阔。它更多地反映了客观世界质的而非量的特征，主要并不是用来计算，而是一种象征，易数始终与易象相联系，是一种特殊的象。正如王树人等[2]所指出：象数之数“并不标志超出直观，而是标志着直观地动态化。就是说，《周易》的象数，只是使直观不致僵化，而不是要超出直观达到某种程度的抽象。正因为如此，把《周易》的数称为‘象数’，也许更为贴切。”

中医学由于受中国传统哲学及其思维方式的影响，较多地使用了象数思维方法，《素问·五运行大论》即指出：“天地阴阳者，不以数推，以象之谓也。”《内经》并对阴阳、五行给予了象数的规定，《灵枢·根结》指出：“阴道偶，阳道奇。”《素问·金匮真言论》指出：五行配五脏，其中肝木之数为

---

[1] 郭金彬，孔国平.中国传统数学思想史[M].北京：科学出版社，2004：18.

[2] 王树人，喻柏林.传统智慧再发现——常青的智慧与艺魂[M].北京：作家出版社，1996：80.

八，心火之数为七，脾土之数为五，肺金之数为九，肾水之数为六。这里奇、偶数不管大小，只表示阴阳；自然数1与6、2与7、3与8、4与9、5分别表示五行水、火、金、木、土，并非计量的数值。因此，邱鸿钟[1]称“中医古典数学主体上是一种以数为‘象’进行推演的哲学”。总之，易学象数概念中，“象”与“数”是可以相互转化的一体关系，“无数外之象”，也“无象外之数”（王夫之《周易外传·系辞上》）。邢玉瑞[2]指出，这种象数相关的思想无疑带有原始思维的痕迹。因此，在对中医相关问题进行分析时，应明确区分象数之数与一般之数，绝对不能将一般的数当作象数来看待，更不能将象数之数作为数量来理解和应用。但在诸如刘力红《思考中医》、刘杰等的《中国八卦医学》《中国八卦本草》、贾向前等的《易医妙用》中，屡见将象数之数误作数学之数运用，或将数学之数当作象数之数加以解释，对此以往已有驳斥[3]，此不赘述。

2. 象数之数的显在与隐蔽

中医学在运用象数思维方法时，有些比较明显，如阴阳奇偶数、五行生成数、九宫数等，很容易辨识；有些则比较隐匿，难以辨识，由此导致误判。如王琦[4]将象数思维作为中医原创思维的内涵之一，认为“数”包括定量之数和定性之数，中医学对人体组织器官的实际测量之数、脉数、呼吸之数、血气运行度数等，还有阴阳五行、

---

[1] 邱鸿钟．医学与人类文化［M］．长沙：湖南科学技术出版社，1993：403.

[2] 邢玉瑞．中医象数思维与原始思维［J］．现代中医药，2004（1）：1-3.

[3] 邢玉瑞．奇妙的数——关于《思考中医》的思考之四［N］．中国中医药报，2006-06-01（005）.

[4] 王琦．取象运数的象数观［J］．中华中医药杂志，2012，27（2）：410-411.

五脏六腑、六淫七情、三部九候、灵龟八法等，都给了“数”的规定，这些都是运数思维的体现。这里将定量之数纳入象数思维之中，则有悖共识，容易造成概念的混乱；另一方面，将血气运行度数与呼吸之数等并列，视为实际测量之数，也值得商榷。现特以《灵枢・五十营》所论为例，加以说明。

列维・布留尔[1]曾指出：在原始思维“那里不存在简单的只是名称的名称，也不存在只是数字的数字，互渗使他们将属于这个数的某种神秘性质和意义结合起来进行想象性推导。”而在具有原始思维素质的象数思维中，象数也被作为一种模式或模型用于理论的推导，《左传・昭公三十二年》注引服虔曰：“三者，天地人之数。”《说文解字》也说：“三，天地人之道也。”加之《周易》建立了天地人三才的宇宙模式，故使“三”成为中国古代集体意识中的模式数字，形成了对世界进行宏观三分的宇宙观。到了西汉董仲舒，“三”则被崇尚为无所不归的“天之大经”，从而使它具有神秘意义。如《春秋繁露・官制象天》说：“三起而成日，三日而成规，三旬而成月，三月而成时，三时而成功。寒暑与和三而成物，日月与星三而成光，天地与人三而成德。由此观之，三而一成，天之大经也。”《白虎通・封公侯》也指出：“天道莫不成于三。天有三光，日月星；地有三形，高下平；人有三尊，君父师。故一公三卿佐之，一卿三大夫佐之，一大夫三元士佐之。天有三光，然后能遍照。各自有三法。物成于三，有始、有中、有终，明天道而终之也。”可见在中国古代文化中，三、五、六、九等数字，常常具有宇宙模式的价值。

《灵枢・五十营》在论述人体血气运行度数时，引入了人体经脉的长度为 16 丈 2 尺、一息气行 0.6 尺、昼夜呼吸次数为 13500 息等数据，以推论血气一昼夜在人体运行 50 周次。首先为了计算人体经脉的长度，《内经》则根据“天人合一”的观念，从天有二十八宿，推论出人有二十八脉，如《灵

---

[1]［法］列维・布留尔．原始思维［M］．北京：商务印书馆，1985：215.

枢·五十营》说："日行二十八宿，人经脉上下、左右、前后二十八脉，周身十六丈二尺，以应二十八宿。"而人体实际的经脉数十二经脉24条，若加上奇经八脉则有36条之多，远远超出了28脉之数。为此，《灵枢·脉度》在计算经脉长度时，只计算十二经脉及督脉、任脉、跻脉之数，同时由于跻脉有阴跻、阳跻之分，均为左右对称循行，全部加入则为30条经脉，因此产生了"跻脉有阴阳，何脉当其数"的问题，"岐伯答曰：男子数其阳，女子数其阴，当数者为经，其不当数者为络也"。同一条跻脉，在男子为经脉，在女子为络脉，反之亦然。其目的无非是凑足二十八脉之数，以应天道二十八宿。

其次，经脉长16丈2尺之数，则隐含着"人以九九制会"的思想，即经脉左右各一，那么人体一侧经脉的长度8.1丈，恰合九九之数；任、督二脉共长九尺，也在"九九制会"的数中。正常人一昼夜的呼吸次数为23040～25920次，《灵枢·五十营》提出为13500次，也是为了满足其术数推演的需要，其中一息气行0.6尺之数，源于"人一呼，脉再动，气行三寸，一吸，脉亦再动，气行三寸，呼吸定息，气行六寸。"气行从三开始，然后以三的倍数递增，共行五十营于身，合于三五之数；气行一周二百七十息，合于三九之数。气行五十周，"凡行八百一十丈"（16.2×50＝810），正合九九之数[1]。

不仅血气的运行度数隐含着象数之数的推演，其他如《素问·三部九候论》说："三而成天，三而成地，三而成人。""一者天，二者地，三者人，因而三之，三三者九，以应九野。""三"同时作为

[1] 卓廉士.从古代数术看经脉长度与营气流注[J].中国针灸，2008，28(8)：591-595.

分类模式，则脏腑中有三焦，经脉有为三阴三阳，病因有三部之气，病机有三虚三实，诊法中“人有三部，部有三候”（《素问·三部九候论》），药物有上、中、下三品等，无不是这一思想的体现。乃至五脏六腑、五运六气中所反映的数，也是象数之数作为模式推演的结果，所谓“天六地五，数之常也”（《国语·周语下》），故《难经集注》解释腑何以为六，脏何以为五的问题说：“其言五脏六腑者，谓五脏应地之五行，其六腑应天之六气，其天之六气，谓三焦为相火，属手少阳，故言腑独有六也。”《白虎通·五行》也说：“人有五脏六腑何法？法五行六合也。”

数学是研究客观世界的空间形式和数量关系的科学，是辩证思维的有效辅助工具和表现形式。马克思[1]在考察近代自然科学发展的状况时，曾深刻地指出：“一门科学只有成功地运用数学时，才算达到了完善的地步。”在现代，数学方法正在渗透到科学技术的各个领域和社会生活的各个方面，成为一种具有普遍意义的方法，各门科学技术的数学化和计量化已经成为当今科学技术发展的必然趋势。正因为如此，对数学或数学方法的依赖和应用程度，也就成为衡量科学技术发展水平的重要标志之一。但不能因此而过高地评价中国古代数学在中医学的价值，要注意中医学领域内数学之数和象数之数应用的区别，特别是隐匿的象数之数的鉴别，始终保持清醒的认识甚或是某种警觉。

汉代癫病的含义与认知研究

汉代是中医药理论体系的奠基时期，以《内经》《难经》《伤寒杂病论》《神农本草经》为代表的经典著作，确立了中医对于疾病认知的基本模式，

[1] 保尔·拉法格.回忆马克思恩格斯[M].北京：人民出版社，1973：7.

并影响着后世中医疾病认知模式的发展。因此，研究汉代中医疾病认知模式的形成，对于准确把握中医疾病认知模式及其特点无疑具有重要的指导意义。本文以癫病为例，对其认知模式加以剖析。

1. 癫病的基本含义

众所周知，由于历史时代不同，同一中医病名的语言表述及其内涵与外延不尽相同，癫病也如此。癫的名称最早见于马王堆汉墓出土的《足臂十一脉灸经》，其论足太阳脉与足阳明脉的病证，分别提到“数瘨疾”“数瘨”。在《内经》中，癫病可分别用“癫”“瘨”“颠”“巅”表述，在神志失常的意义上，四字可相通互用。如《灵枢·邪气脏腑病形》说：“心脉……微涩为血溢，维厥，耳鸣，颠疾。”丹波元简注云：“《甲乙》颠作癫。颠、癫、瘨三字并通。”又如《素问·宣明五气》谓：“邪入于阳则狂……搏阳则为巅疾，搏阴则为瘖。”张介宾注：“巅，癫也。邪搏于阳，则阳气受伤，故为癫疾……《九针论》曰：邪入于阳，转则为癫疾。言转入阴分，故为癫也。”

在汉代，癫病的含义随语境不同而所指不一，大致可归纳为以下四个方面：一是泛指神志失常的一类疾病。西汉教学童识字的字书《急就篇》曰：“疝瘕颠疾狂失响。”颜师古注：“颠疾，性理颠倒失常，亦谓之狂獝，妄动作也。”《素问·厥论》云：“阳明之厥，则癫疾欲走呼，腹满不得卧，面赤而热，妄见而妄言。”张琦云：“经热入府，阳邪炽甚，故发狂癫。”《神农本草经》论龙齿的主治说：“主小儿、大人惊痫，癫疾狂走。”故《内经》中也常“狂”“癫”连用。如《灵枢·经脉》论足阳明经别谓：“其病气逆则喉痹瘁瘖，实则狂巅，虚则足不收胫枯。”二是指精神病中的癫病，临床以精神抑郁，表情淡漠，沉默痴呆，语无伦次，静而少动为主要表现。如《素问·腹中论》瘨与狂相对而言曰："石药发瘨，芳草发狂。"王冰注："多喜曰瘨，多怒曰狂。"三是指癫痫病，又称为胎病。如《素问·通评虚实论》指出："癫疾何如？岐伯曰：脉搏大滑，久自已；脉小坚急，死不治。"张介宾注："癫疾者，即癫痫也。"《灵枢·癫狂》并阐述其发作的不同情况说："癫疾始生，先不乐，头重痛，视举目赤，甚作极，已而烦心……癫疾始作而引口啼呼喘悸……癫疾始作先反僵，因而脊痛。"《难经·五十九难》也指出："癫疾始发，意不乐，直视僵仆，其脉三部阴阳俱盛是也。"四指头重、眩仆等症状。如《素问·方盛衰论》言："气上不下，头痛巅疾。"《灵枢·五乱》则谓：气"乱于头，则为厥逆，头重眩仆。"张介宾《素问·脉要精微论》注也说："气逆于上，则或为疼痛，或为眩仆，而成顶巅之疾也。"概而言之，癫病主要指精神错乱以及忽然神识失常的一类病证。

2. 癫病的认知模式

疾病认知模式是指医生对疾病信息获取、解释、处理的模式，它为我们认识疾病提供一种规范化、简约化的认知框架。就汉代中医对癫病的认识而言，大约可归纳为以下三种认知模式。

（1）气一元论模式

中医理论体系的构建充分吸收并发展了古代哲学气一元论的思想，《难经·三十六难》首先提出了"原气"的概念。在中医四大经典著作中，不仅用气来解释天、地、人的构成和运动变化，更重要的是通过气的生成、运行、变化以阐释人体的生理、病理，以指导对疾病的诊断、治疗和养生等，形成了以气概念为核心的理论体系。因此，在对癫病的认识过程中，气一元论的认知模式自然就成为其首要选择。

古人在日常生活经验的基础上，认识到"气也者，利下而害上，从暖而去清焉”[1]，故气机逆上，造成上部气实而下部气虚，也成为解释癫病病机的通用模式之一。如《素问·方盛衰论》所说：“是以气多少逆，皆为厥……一上不下，寒厥到膝……气上不下，头痛癫疾。”《素问·脉要精微论》则谓：“帝曰：病成而变何谓？岐伯曰：风成为寒热，瘅成为消中，厥成为巅疾……来疾去徐，上实下虚，为厥巅疾。”吴崑注：“巅，癫同，古通用。气逆上而不已，则上实而下虚，故令忽然癫仆，今世所谓五痫是也。”张介宾注则云：“一曰气逆则神乱，而病为癫狂者，亦通。”再如对先天性癫病发病机理的解释，《素问·奇病论》说：“帝曰：人生而有病颠疾者，病名曰何？安所得病？岐伯曰：病名为胎病，此得之在母腹中时，其母有所大惊，气上而不下，精气并居，故令子发为颠疾也。”张介宾注：“盖儿之初生，即有癫痫者，今人呼为胎里疾者即此。”很明显，《内经》从气一元论的角度，认为癫病的本质是气机逆上的上实下虚，与厥病有着相同的病理机制。或者说，在当时的历史条件下，人们对癫与厥的认识，尚存在某种范围的交集，还未完全区别开来。

（2）阴阳对待模式

一般认为，阴阳思想源于古人远取诸物对自然现象的观察，以及近取诸身对生殖现象的认识，到了汉代，阴阳与气结合的元气阴阳学说已经形成，将阴阳视为气统一体的两个方面，诚如朱熹所说：“阴阳虽是两个字，然却只是一气之消息。一进一退，一消一长，进处便是阳，退处便是阴，长处便是阳，消处便是阴。只是这一气之消长，做出古今天地间无限事来。所以阴阳做一个说亦得，做两个说亦得。”[2] 由于宇宙万物都是阴阳之气相互作用的产物，自然宇宙万

[1] 马继兴.马王堆古医书考释[M].长沙：湖南科学技术出版社，1992：276.
[2] 黎靖德.朱子语类[M].长沙：岳麓书社，1997：1687.

物之中都包含着阴阳之气，表现出阴阳对立统一的规律，因此，诚如《素问·阴阳应象大论》所说："阴阳者，天地之道也，万物之纲纪，变化之父母，生杀之本始，神明之府也，治病必求之本。"故对癫病的认识，也离不开阴阳模式。

在《素问·方盛衰论》论述厥、癫的病机中，已蕴含着从阴阳之气分析病机的思想，认为厥是阳气虚而阴气有余，如《新校正》引杨上善注云："虚者，厥也。阳气一上于头，不下于足，足胫虚故寒厥至膝。"头痛癫疾则因于阴气虚而阳气有余，阳气亢逆于上所致，故日本学者森立之谓："前云寒厥到膝，谓下冷也。此云头痛癫疾，谓上热也。前云一上不下，此云气上不下，略于前，详于后之文法也。"[1]从癫病的主症忽然神识失常而言，《素问·厥论》已从"阳气盛于上"而立论，指出："帝曰：厥……或令人暴不知人，或至半日远至一日乃知人者何也……阳气盛于上，则下气重上而邪气逆，逆则阳气乱，阳气乱则不知人也。"《素问·脉解》更明确地指出："所谓甚则狂颠疾者，阳尽在上，而阴气从下，下虚上实，故狂颠疾也。"《素问·宣明五气》也说："邪入于阳则狂……搏阳则为巅疾，搏阴则为瘖。"杨上善注云："热气入于阳脉，重阳故为狂病……阳邪入于阳脉，聚为癫疾。"张介宾注则云："巅，癫也。邪搏于阳，则阳气受伤，故为癫疾。上文言邪入于阳则狂者，邪助其阳，阳之实也。此言搏阳则为巅疾者，邪伐其阳，阳之虚也。故有为狂为巅之异。《九针论》曰：邪入于阳，转则为癫疾。言转入阴分，故为癫也。"虽然虚实之解有异，但着眼于阴阳之偏则同。

《素问·脉要精微论》指出："善诊者，察色按脉，先别阴阳。"《难经·二十难》即从脉象的阴阳变化以论述癫与狂的病机及区别，谓："重阳者狂，重阴者癫。"虞庶注谓："尺中曰阴，而尺脉重见阴，故曰重阴，其为病也，名曰癫疾，谓僵仆于地，闭目不醒，阴极阳复，良久却醒，故曰癫

---

[1] 森立之．素问考注［M］．北京：学苑出版社，2002：694.

也。”叶霖《难经正义》注说：“狂者阳疾，癫者阴疾……心主喜，肝主怒，狂者木火有余，故多喜怒。肾主恐，肺主悲，癫者金水有余，故多悲恐。”已有从阴阳对待解释向五脏病机过渡的迹象。另外，《金匮要略·五脏风寒积聚病脉证并治》指出：“阴气衰者为癫，阳气衰者为狂。”黄树曾认为不仅阴盛可致癫，阳盛可致狂，而且心阴气衰也可致癫，阳气衰也可致狂[1]。对此《内经》与《伤寒杂病论》均有所论述，说明癫病的病机呈现出阴阳虚实的复杂性。

（3）经脉脏腑模式

癫病的气、阴阳认知模式，主要提供了对癫病性质虚实、寒热的判断，与此同时，人们也在探索对癫病病位的认识。由于古人在脉诊实践的基础上，发现了人体上下特定部位存在着有机的联系，将上下特定联系的两脉口直接相连，即形成最初的经脉循行线[2]，经脉的是动病也是移植于脉口的脉诊病候。因此早在马王堆医书中，已有癫病与经脉关系的记载，《足臂十一脉灸经》提出足太阳、阳明脉，其病“数瘨”，《阴阳十一脉灸经》指出足阳明之脉，是动则病“欲乘高而歌，弃衣而走”。《黄帝内经》也认为癫病多与足太阳、阳明经脉病变相关，如《灵枢·经脉》谓：“膀胱足太阳之脉……是主筋所生病者，痔疟狂癫疾，头囟项痛。”《素问·脉解》也指出：太阳经脉的病变，由于“下虚上实，故狂颠疾也”。《素问·著至教论》也认为“巅疾”为太阳经脉之病，指出：“三阳独至者，是三阳并至，并至如风雨，上为巅疾，下为漏病。”张介宾注曰：“此三阳独至者，虽兼手足太阳为言，而尤以足太阳为之主，故曰独至。盖足太阳为三阳之纲领，故凡太阳之邪独至者，则三阳气会，皆得随而并

[1] 黄树曾．金匮要略释义［M］．北京：人民卫生出版社，1956：126.
[2] 黄龙祥．中国针灸学术史大纲［M］．北京：华夏出版社，2001：204.

至也。”森立之则认为:“此所云巅疾者，下虚上实，邪盛于上之证，如太阳病‘头眩’之甚至于‘振振欲擗地者’及‘眩冒’之类是也。”《素问·厥论》则指出癫疾与阳明经脉的关系:“阳明之厥，则癫疾欲走呼，腹满不得卧，面赤而热，妄见而妄言。”张介宾注认为:“阳明胃脉也，为多气多血之经，气逆于胃，则阳明邪实，故为癫狂之疾，而欲走且呼也……阳邪盛则神明乱，故为妄见妄言。”

从五脏的角度而言，中医四大经典中所论癫病与肾、心、肝的关系较为密切。《素问·五脏生成》指出:“是以头痛巅疾，下虚上实，过在足少阴巨阳，甚则入肾。”《素问·阴阳类论》则更为明确地指出:“二阴二阳皆交至，病在肾，骂詈妄行，巅疾为狂。”吴崑注谓:“二阴二阳皆交至，谓心、肾、胃、大肠四气交至于手太阴也。四气相搏，一水不足于胜二火，故病在肾。水益亏则火益炽，故令骂詈妄行，巅疾为狂。”《灵枢·邪气脏腑病形》则认为癫病与心、肾、肺三脏有关，指出心脉“微涩为血溢，维厥，耳鸣，颠疾……肺脉急甚为癫疾……肾脉急甚为骨癫疾。”张介宾注说:“为耳鸣为颠疾者，心亦开窍于耳，而心虚则神乱也。”《灵枢·热病》云:“热病数惊，瘛疭而狂，取之脉，以第四针，急泻有余者，癫疾毛发去，索血于心。”张介宾云:“若阳极阴虚而病癫疾……病主乎心。”《素问·玉机真脏论》明确提出了癫病乃肝之病变，指出:“春脉……太过则令人善忘(怒)，忽忽眩冒而巅疾。”王冰注:“忘当为怒，字之误也。”《素问》运气七篇大论中论述木运太过的病变，多与此篇有关，如《素问·气交变大论》说“岁木太过，风气流行……甚则忽忽善怒，眩冒巅疾。”马莳注:“肝气太过，忽忽然不时多怒，眩冒而顶巅沉重，正以肝脉随督脉会于巅也。”《素问·五常政大论》也指出:“发生之纪……其令条舒，其动掉眩巅疾。”

由上述可见，中医在汉代对癫病的认识，从气一元论到阴阳对待模式，结合经脉脏腑模式，将病性认识与病位认识相结合，对癫病病机的解释不断深入与精确，但总体上仍然是详于气一元论与阴阳对待模式的解释，而经脉脏腑模式的解释较为粗疏，尚未涉及痰、瘀、风、火等后世所论述的病机要素，说明其认识主要还局限于哲学思维方法，医疗实践经验积累处于初始阶段，故难以归纳总结出更加细致实用的认知模式。

《内经》代脉考辨

关于代脉在《内经》中的含义，刘玉坤[1]认为有两个方面：一是其形软弱，脾之常脉；二是动而中止，脉气不接。庄泽澄[2]总结认为代脉之义有四：①代有“止”义；②代为脾的正常脉；③代为脾的真脏脉之一；④代为有规律的歇止脉。其中所论多有值得商榷之处，故予以讨论。

1. “代”字在《内经》中的含义

要辨析代脉在《内经》中的含义，有必要先就《内经》“代”字的用法予以考查。“代”字在《内经》中共见28次，除一般代替、交替词义外，在脉象中论及代字有二义：一指中止、停止。如《灵枢·根结》云：“持其脉口，数其至。五十动而不一代者，五脏皆受气；四十动一代者，一脏无气；三十动一代者，二脏无气；二十动一代者，三脏无气；十动一代者，四脏无气；不满十动一代者，五脏无气。”《素问·脉要精微论》曰：“数动一代者，病在阳之脉也。”王冰注：“代，止也。”此代字不应释为代脉。但庄泽澄等在认为此处

[1] 刘玉坤.代脉在《内经》中的含义浅析[J].新疆中医药，1991（1）：17–18.

[2] 庄泽澄.《内经》代脉小议[J].山东中医学院学报，1983，7（4）：39–41.

之“代”是“止”的意思，同时又将《灵枢·根结》所述内容视为有规律的歇止脉，指出该段经文是以脉搏跳动有规律的歇止来说明脏气衰微的情况，明显有误释之嫌。第二指代脉，如《素问·脉要精微论》言“代则气衰”，《素问·宣明五气论》称“脾脉代”等即是。《内经》中代字指代脉者共计出现11次。

2. 代脉在《内经》中的含义

自《内经》提出代脉之后，历代注家均认识到《内经》所言代脉含义的歧义性，即代脉有生理与病理之分，然对代脉具体脉象的描述，各家认识则不一致。

（1）生理之代脉

《素问·宣明五气论》曰：“五脉应象：肝脉弦，心脉钩，脾脉代，肺脉毛，肾脉石，是谓五脉应象。”王冰注代为“耎而弱也”，后世注家大多宗此，认为代脉其形软弱，为脾之常脉。唯莫枚士《研经言·释代一》指出：“古说脉代有数种。《素·宣明五气》脾脉代，注：耎而弱也。案：耎弱则气未尽畅，有乍数乍疏之意，此与《灵·邪气脏腑病形》‘黄者，其脉代’，皆谓脾之平脉。以《脉经》‘脾平脉长长而弱，来疏去数’参之，则此所云代，实即乍数乍疏之义。盖有数有疏，则气不调匀，如相更代，故曰代，而古因谓不调之脉为代……所以谓之代者，取其变更不常，如四时代更，日月代明，父子代嬗，盛衰代迁之比。”莫氏认为代为脾之常脉，其象乍数乍疏，并在《释代二》中进一步指出：“有胃气则虽无力，而其动犹觉不匀而匀，故但谓之乍数乍疏；无胃气则虽有动，而极无力以久持，故谓之弱而乍数乍疏。”莫氏虽两次释代，以乍数乍疏为脾之常脉，终未得此代脉之真谛。

考《广雅·释诂》：“更迭，代也。”《尔雅·释诂》：“显，代也。”郝懿行：注“显，明也。”说明代有更迭、明显之意。又《素问·平人气象论》曰：“平脾脉来，和柔相离，如鸡践地，曰脾平，长夏以胃气为本；病脾脉来，实而盈数，如鸡举足，曰脾病；死脾脉来，锐坚如乌之喙，如鸟之距，如屋之漏，如水之流，曰脾死。”可见脾的正常脉象的代脉，应是来去动止更迭分明、和柔规整的脉象。若但代无胃，动止更迭过分明显，无柔和之象（坚锐如乌之喙，如鸟之距），或动止更迭模糊不清（如水之流），或动止更迭无常（如屋之漏），皆为脾之死脉。

（2）病理之代脉

《素问·脉要精微论》曰：“代则气衰，细则气少。”王冰注：“代脉者，动而中止，不能自还。”认为代脉指脉动有中止，且中止时间较长的一种病理脉象，历代注家对此认识基本相同。然考《素问·平人气象论》论四时五脏平、病、死脉，以胃气的多少有无为判断标准，脉有胃气而兼见应时之象者为平脉，以应时之脉为主而少有胃气者为病脉，但见应时之脉而毫无胃气者为死脉。以此律之，脾的正常脉象为有胃气之脉兼有代象，脾的病脉或死脉则以代象为主，少或无胃气之脉即病理之代脉。具体形状为节律不整且不柔和，正如《素问·玉机真脏论》云：“真脾脉至，弱而乍数乍疏。”《素问·三部九候论》亦指出：“病水者，以夜半死，其脉乍疏乍数，乍迟乍疾者，日乘四季死。”王冰注曰：“辰戌丑未，土寄王之，脾气内绝，故日乘四季而死也。”均以“乍数乍疏”为脾的死脉。可见病理的代脉以节律不整为其特点。况且《内经》论及结脉只见于《素问·平人气象论》中虚里诊法一处，原文曰：“结而横，有积矣。”后世注家对此“结”字看法尚不一致。而节律不整的促脉，《内经》并未涉及。由此推之，《内经》病理之代脉似可概后世所言促、结、代三脉。至于促、结、代三脉的区别，始于后世，而非《内经》所论。正如莫枚士《研经言·释代一》所言：“至仲景而下，别代于结，始以动而中止，不能自还，为代之专称矣。至李时珍而下，别代于促、结，始以止有常数，为代之专称矣。于此见古今名号之沿革。”

关于古人对代脉认识的沿革，大致自《内经》以降，晋·王叔和在《脉经》卷一中对代脉的描述是“代脉，来数中止，不能自还，因而复动。”而在《脉经》卷五中又说：“脉五来一止，不复增减者死，经名曰代。何谓代？脉五来一止也。”可见出王叔和总结出的代脉有两种：一是脉数而时有一止的脉象，二是止有定数的歇止脉。唐·孙思邈完全沿袭了王叔和的观点。宋·崔紫虚在《四言举要》中则说：“代则来缓，止不能回。”未言其止有定数。元·滑寿亦言代脉仅是缓而时有一止的脉象，他在《诊家枢要》中说：“代，更代也。动而中止，不能自还，因而复动，由是复止，寻之良久，乃复强起，为代。”至明代，李时珍也仍然认为代脉仅是一种缓而一止的歇止脉。他在《濒湖脉学》中说：“代脉，动而中止，不能自还，因而复动，脉至还入尺，良久方来。”直至明末，吴崑、李中梓明确地提出代脉是止有定数的歇止脉。如李中梓在《诊家正眼》中说：“代为禅代，止有常数，不能自还，良久复动。”此论为后世所宗，沿袭至今。

综上所述，《内经》中代脉含义虽有生理与病理之分，但二者又相互联系，生理的代脉形态为来去动止更迭分明，和柔规整；若失其柔和之象，节律乍数乍疏不齐，即为病理之代脉。后者可总括后世所言促、结、代三脉。

发生研究

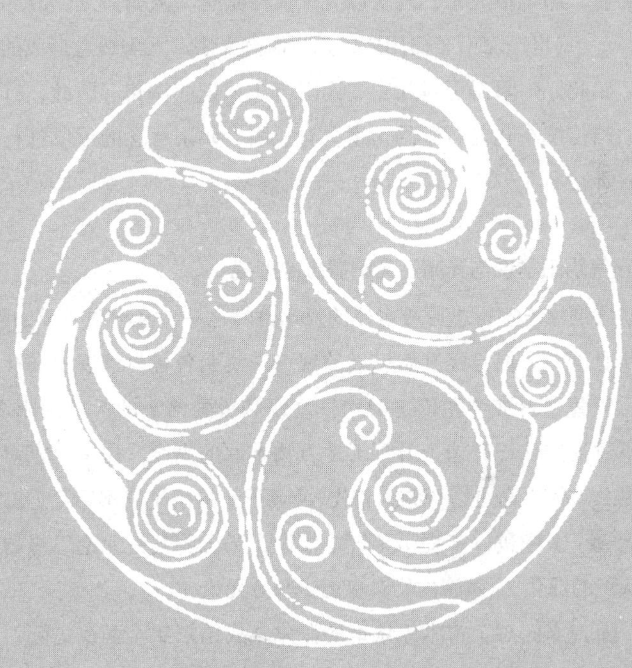

元阴、元阳概念的发生学研究

元阴、元阳作为中医学一对重要的概念，最早由明代医家张介宾提出，他认为:“先天无形之阴阳，则阳曰元阳，阴曰元阴。元阳者，即无形之火，以生以化，神机是也，性命系之，故亦曰元气；元阴者，即无形之水，以长以立，天癸是也，强弱系之，故亦曰元精。”[1]后世医家沿袭而用之，并不深究元阴、元阳概念形成的所以然，如此，则阻碍了对元阴、元阳概念认识的深化。因此，有必要从中国传统文化与哲学的角度，对元阴、元阳概念的形成进行发生学的研究。

1. 元气阴阳学说与元阴、元阳概念的形成

气是标志宇宙本原或本体的哲学范畴之一，其出现要早于阴阳。春秋时期，人们已经开始以气的观点来说明各种自然现象和社会现象，较著名者如《左传》的六气之说和《国语》的天地阴阳之气，只不过这些认识并未上升到天地万物本原的高度。先秦道家对宇宙本根及人体生命进行探索，首先，《老子》提出了气本原论，《庄子》和《管子》则进一步提出了气本体论，标志着气一元论思想的产生和认识的深化，《黄帝内经》也倡导气一元论。

随着人们对宇宙本原认识的深化，战国末年至秦汉之际，一些思想家在讲气的同时也开始讲“元”。《易传·象传》言:“大哉乾元，万物资始，乃统天。”“至哉坤元，万物资生，乃顺承天。”首先以“元”的观点说明宇宙万物的本原。《吕氏春秋·应同篇》则开始将“元”与气联系起来，指出:“芒芒昧昧，因天之威，与元同气。”西汉董仲舒作为春秋公羊学家，对《春秋》之“元”极尽发挥之能

---

[1] 张介宾.景岳全书[M].上海：上海科学技术出版社，1984：19.

事，第一次提出了“元”一元论，《春秋繁露·重政》说：“《春秋》变一谓之元，元犹原也……元者为万物之本，而人之元在焉。安在乎？乃在乎天地之前。”《鹖冠子》在中国哲学史上第一次明确地提出了元气范畴，指出：“精微者，天地之始也”，“天地成于元气，万物乘于天地”。但仍认为元气由道产生，这是老庄哲学思想的延续。元气一元论始于两汉之际的谶纬之学，《帝王世纪》上说：“元气始萌，谓之太初。”《河图括地象》说：“元气无形，汹汹隆隆，偃者为地，伏者为天。”东汉王充吸取了纬书“元气未分，混沌为一……及其分离，清者为天，浊者为地”（《论衡·谈天》）的积极思维成果，把元气视作天地万物的最后根源，从而把纬书的神学元气论改造成为自然主义的元气论，他也成为中国哲学史上第一位以气为最高范畴来构建哲学思想体系的哲学家。宋代张载从“体用不二”的思维程式出发，提出“太虚即气”的命题，把元气提升到本体论的地位。明代王廷相在张载气一元论的基础上，进一步发展了元气论，提出了“元气之上无物、无道、无理”的著名论断，认为元气是一种无形无象、无待无偏、无始无涯、无生无灭的物质实体，是宇宙万物的终极根源。在中医学中，《难经·三十六难》说：“命门者，诸神精之所舍，原气之所系也。”首先提出“原气”的概念，后世注家注释为元气，二者名异实同。

阴阳的本义是指自然现象，最先是天文现象，尔后推广到与天文现象相关的地理现象，即地势的向阳和背阴。《国语·周语》已将阴阳从具体的象升格为气，而且，阴阳之气有别于具体的气，具有普遍性。诚如《庄子·则阳》所说：“天地者，形之大者也；阴阳者，气之大者也。”战国时期，阴阳之气作为成熟的自然哲学范畴已广泛应用，《黄帝内经》即依此为基础构建了中医学理论体系。追求事物的统一是人类认识的本性。随着对阴阳之气认识的深化，人们开始追求更高一级的一般。《老子》提出了“道生一，一生二，二生三，三生万物。万物负阴而抱阳，冲气以为和”的天地生成模式；《庄子》提出“通天下一气耳”，并发明了“至阴”“至阳”的概念，用来表示原始的阴阳；《易传·系辞上》提出“易有太极，是生两仪，两仪生四象，四象生八卦”的天地生成模式；到汉代，则产生了元气剖判为阴阳之气，阴阳之气相互作用构成天地万物的思想。在这里，宇宙生成中第一次一分为二时出现的阴阳，就成为哲学意义上的元阴阳，即元阴、元阳，各种自然和人事的阴阳，则如万川之月，是元阴元阳的投影。

2. 生殖文化与元阴、元阳概念的形成

中国传统哲学的核心是人生观而不是宇宙观，当古希腊哲学家把目光投向自然，印度哲学家把目光投向超越的彼岸的时候，中国哲学家则把目光投向人类自身。恩格斯[1]在《家庭、私有制和国家的起源》第一版序言里指出，作为“历史中的决定性因素”的人类“生产”有两种：“一方面是生活资料即食物、衣服、住房及为此所必需的工具的生产；另一方面是人类自身的生产。”在原始社会，人民普遍重视人类自身的生产，并由此形成了生殖崇拜。阴阳哲学范畴的形成，一方面来源于古人“远取诸物”的自然现象，另一方面则来源于“近取诸身”的生殖现象。对日、月等自然现象的把握，不如男女间的性关系容易被初民所体验和认知。故李约瑟[2]指出：“中国人的科学或原始科学思想认为：宇宙内有两种基本原理或力，即阴与阳，此一阴阳的观念，乃是得自于人类本身性交经验上的正负投影。”中国古代哲学家把原始社会生殖崇拜中重生的观念一直延续下来，并使之不断发展，加之中华民族早已形成的重内重己、推己及物的思维定势，促使古代学者不仅重视人自身的繁衍，而且以对人的认识和自我体验去推认天地自然等一切客观事物。因此，他们

---

[1] 恩格斯．家庭、私有制和国家的起源［M］// 马克思恩格斯选集（第四卷）．北京：人民出版社，1974：2.

[2] 李约瑟．中国古代科学思想史［M］．南昌：江西人民出版社，1999：349.

把人的男女两性的关系普遍地向外推广，认为天地万物都有生命，并且都应该以男女阴阳的观点去看待它们。《礼记·中庸》即言："君子之道，造端于夫妇；及其至也，察乎天地。"这就是说，先认知夫妇关系，然后再把它推导到天地或日月关系上去。正如吕思勉[1]所说："古之人，见人之生，必由男女之合；而鸟亦有雌雄，兽亦有牝牡也，则以为天地之生万物，亦若是则已矣。"

《易传》在中国哲学史上提出了"一阴一阳谓之道"的命题，而《易传》又是以男女关系来理解、思索阴阳关系的。《系辞上》说："乾，阳物也；坤，阴物也。""夫乾，其静也专，其动也直，是以大生焉；夫坤，其静也翕，其动也辟，是以广生焉。"这种对天地乾坤的描述，完全与人的两性生殖联系在一起。《系辞下》则云："天地絪缊，万物化醇；男女构精，万物化生。"天地阴阳之气交感化生万物的思想，正是对男女两性交合的引申。男女交媾生育后代的过程，是阴阳矛盾关系中高级的运动形式，在普遍存在的阴阳关系中，具有代表性、典型性，可以成为研究其他阴阳关系的指南与借鉴。由此可见，"阴阳之道"的最基本的含义，就是两性之道，是对生殖崇拜意识的升华。故嵇文甫[2]说："男女一小天地也，天地一大男女也。乾完全是表示男性，坤完全是表示女性。由他们的交媾翕辟，万物就化生出来。这明明是把两性关系移到宇宙上，成为一种性的宇宙观。"张立文[3]则指出："《易传》宣称它所探讨的重要问题是天地万物的生成，'生生之谓易'，'天地之大德曰生'。《易传》以三个阳爻为乾（☰），象征天和父；三个阴爻坤（☷），象征地和母。由于天地或父母的交感而生出三男三女，从人类的生殖而推及自然界。"在这里，以男女间的交媾繁育万物为宇宙的总法则，"一阴一阳谓之道"则是对它的哲学概括。由此促进了阴阳作为本原

[1] 吕思勉．先秦学术概论［M］．北京：中国大百科全书出版社，1985：6.

[2] 嵇文甫．嵇文甫文集［M］．郑州：河南人民出版社，1985：39.

[3] 张立文．中国哲学范畴史（天道篇）［M］．北京：中国人民大学出版社，1988：270.

性意义上的概念的形成和广泛应用，这里的阴阳，也就成为哲学意义上的元阴、元阳。

中医学根据脏气法时理论，运用类比推理的方法，结合临床实践经验，总结出肾藏生殖之精和诸脏腑之精，肾精主宰着人体的生殖繁衍，犹如哲学意义上的元阴、元阳交感化生宇宙万物，所以把肾中之阴阳称之为元阴、元阳。这样，元阴、元阳就不能单纯理解为功能性概念，而应该是物质与功能的统一体。

命门概念的发生学研究

"命门"一词，最早见于《内经》,《灵枢・根结》云:"太阳根于至阴，结于命门。命门者，目也。"此处的"命门"是指眼睛（睛明穴）而言。命门学说发轫于《难经》,《难经》阐述了命元三焦系统的思想[1]，后经宋金元医家的发展，特别是明代医家的充实和完善，命门学说得以成熟。近年来，许多学者从不同角度对命门学说加以研究，或试图认识命门的物质实体，或探究命门学说形成演变的过程，也提出了不少新的见解。但对命门学说之何以形成，则研究甚少。而从发生学的角度探讨命门学说形成的原理，对正确理解其内涵，并应用现代科学开展命门学说的研究，无疑有着重要的意义。

1. 水生万物说与命门脏腑说的创立

《难经》首先提出命门脏腑说的观点，认为命门"藏精系胞"主生殖，"系元气"以激发、推动人体生长发育和脏腑功能活动，"舍

[1] 烟建华.略论《难经》命元三焦系统[J].北京中医学院学报，1987，5（10）：19-20.

精神”而调节脏腑经络的功能，为“五脏六腑之根本，十二经脉之根，呼吸之门，三焦之原”(《难经·八难》)。关于《难经》命门脏腑说的创立，现代学者孟乃昌[1]将之与《内经》心为主宰的学说相比较，认为两者深受哲学界水火之争的影响，其中《内经》是主火论，并以五行类比于王朝，循环生克运转，周为火德，是《内经》成书于周未亡之时的一个佐证;《难经》是主水论，其时代背景为秦王朝，属水德。孟氏之说也得到了一些学者的认同，如魏凤琴[2]认为主火论哲学思想渗透入中医学造就了《内经》“目命说”，而《难经》“肾命说”则是中医学命门研究向主水论哲学文化思想的求同和回归。李如辉[3]则进一步申述《内经》主火论与《难经》主水论的依据，认为在《内经》中，首先，十二经脉、脏腑各六而有两个火，即心与小肠、心包络与三焦均属火；其次，“七篇大论”有少阴君火、少阳相火；其三,六淫有暑与火；其四，病机十九条论火热病机者有9条。在《难经》中，脏腑各六而有两个水，即肾与膀胱属水，又以命门与三焦为表里，也属水；其次，《难经》的作者秦越人乃秦之越人，而秦为水德是酿成主肾（水）论的特定背景。上述认识和论证之中，存在着不少牵强附会之处：其一，周为火德是战国时邹衍提出五德终始说后而推论出的结果，并不能说明周朝就尚火，因而不可能由此推出《内经》成书于周代的结论。其二,一般认为“七篇大论”晚于《内经》其他篇章而成，因此不能以“七篇大论”中有君火、相火及病机十九条中火热病机为多来论证《内经》其他篇章均主火，与心属火为人体之主宰之间并没有必然的联系,《难经》对《内经》的上述观点也未进行明确的否定。其三,五脏与五行的配属关系，本身也有一个演变的过程，成书于战国时期的《管子》中，五行与人体器官的配属还很零乱,《礼记·月令》《吕氏春秋·十二纪》则根据时令、月令里的时空方位一体化原理，提

---

[1] 孟乃昌．命门学说新考——在两千年的争衡中形成[J]．山西中医，1988，4（4）：24–26.

[2] 魏凤琴．命门的理论研究[J]．山东中医药大学学报，2000，24（5）：376–380.

[3] 李如辉．中医命门学说的发生原理[J]．浙江中医学院学报，2000，24（3）:3–5.

出脾属木、肺配火、心属土、肝属金、肾属水，大约直到西汉末年，方形成现在的五行配属五脏的理论[1]。因此，古人对心的主宰功能的认识也不可能是从心属火推演形成，而只能是从对生命现象的观察中归纳产生。其四，哲学界水火之争的提法不够准确，其内涵不大明晰。如果从宇宙起源和万物本原的角度而言，在西方古代哲学中，泰勒斯认为水为宇宙万物的本原和始基，而赫拉克利特提出火为宇宙万物的本原和始基；但在中国古代哲学中，虽然有许多不同的提法，大致可以归结为道、精气、太极（太一）、水、五行等几种本原说，而没有火为本原之说，所以也就不存在水火之争的问题。如果从事物地位之主次角度而言，先秦哲学中道家的尚柔、主静、贵无与《易传》开创的尚刚、主动、贵有适成鲜明的对照，也未明显涉及水、火主次之争。因此，哲学界水火之争的观点似乎难以成立，而水、火主次的辩论充其量只是中医学理论中阴与阳二者孰为主次争论的反映。如上所述，尽管孟氏的认识有许多不足之处，但他从哲学及文化背景的角度探讨命门学说的产生，却为我们的深入研究提供了新的思路。

对宇宙起源和万物本原的探索，是人类的本性使然。先秦哲学家对宇宙起源和万物本原的认识，除众所周知的精气学说外，还有水生万物说。《管子·水地》明确提出“水为万物本原”的思想，指出：“是故具者何也？水是也。万物莫不以生，唯知其托者能为之正。具者，水是也。故曰：水者何也？万物之本原也，诸生之宗室也，美恶、贤不肖、愚俊之所产也。”人同样是由水构成的，《水地》记载了古代有关人的胚胎形成和发育成熟的最早论述：“人，水也。男女精气合，而水流行……五月而生，十月而成。”湖北荆门郭店楚墓出土的战国佚书《太一生水》也强调了水在万物生成过程中的重

[1] 邢玉瑞．五脏配五行研究［J］．山西中医学院学报，2004（4）：1-4.

要性，指出“太一生水，水反辅太一，是以成天”，由此进一步演化为自然万物。

中医学对人体生殖功能的认识，从文化背景的角度而言，无疑受到了水生万物说的影响，《类经・藏象类》即明确指出：“所谓精者，天之一、地之六也。天以一生水，地以六成之，而为五行之最先。故万物初生，其来皆水。如果核未实犹水也，胎卵未成犹水也，即凡人之有生，以及昆虫草木，无不皆然。”马王堆汉墓帛书《胎产方》论胚胎的形成与发育，认为“一月名曰流形”“二月始膏”“三月始脂”“四月而是授之，乃始成血”，然后依次为火、金、木、土、石（谷），“十月气陈”而出生，也反映了水生说的观点。按照《内经》五脏配五行的理论，肾属水，“精，天一之水也”（《类经・藏象类》），故肾具有藏精主生殖的功能，诚如《素问・上古天真论》云：“肾者主水，受五脏六腑之精而藏之，故五脏盛乃能泻。”李中梓《医宗必读》论“先天之本在肾”时也指出：“肾应北方之水，水为天一之源。”婴儿初生，未有此身先有两肾，“水生木而后肝成，木生火而后心成，火生土而后脾成，土生金而后肺成。五脏既成，六腑随之，四肢乃具，百骸乃全。”《难经》在继承《内经》相关理论的基础上，则创造性地将藏精主生殖的功能赋予命门，指出：“命门者，精神之所舍也，男子以藏精，女子以系胞，其气与肾通。”（《三十九难》）由此可见，命门脏腑说的发生与古代水生万物说之间有着密不可分的关系，诚如陆广莘[1]所说：“从理论方面来看，《内经》按五行配五脏而以肾主水，以及古代对于水看成为万物本原的物质发生说，构成了命门学说中生命来源，如先天、性命之根、脏腑之本等思想。”

2. 道教医学与命门脏腑说的发展

道教医学是一种宗教医学，作为宗教与科学互动的产物，它是道教徒围绕其宗教信仰、教义和目的，为了解决其生与死这类宗教基本问题，在与传

[1] 陆广莘．命门学说源流考［J］．中国中医基础医学杂志，1997，3（3）：3-7.

统医学相互交融过程中逐步发展起来的一种特殊医学体系，也是一门带有鲜明道教色彩的中华传统医学流派[1]。它包括服食、外丹、内丹、导引及带有巫医色彩的仙丹灵药和符咒等，与中国传统医学既有联系又有区别。首先，从历史形成过程来看，道教的创立与中医学的起源、体系的建立有着共同的渊源，两者都汲取了先秦诸子百家的哲学思想，特别是道家思想、易学思想、阴阳五行学说，并与原始宗教的巫术、方仙道的神仙方术有着密切关系。其次，从宗教与医学的内在逻辑上分析，又因为共同面临着生与死这一人生重大问题而相通，正如日本学者吉元昭治[2]所说："许多人出于对生的渴望而求助于医学，出于对死的恐怖而信奉宗教。可见，医学与宗教的关系，就是这种'渴望'与'恐怖'的统一。"道教以长生不死的信仰作为其宗教义理的核心和教徒追求的最高境界，本身就暗含着重视医药的逻辑因子，其宗教诉求，无论是长生还是度人，都离不开医术和方药。诚如《道枢》卷九云："养生者以不损为本，进道以无病为先。"最后，从其发展过程来看，道教与中医学在长达一千多年的历史发展中，形成了互融互摄、相互促进的双向互动机制。一方面，道教出于宗教信仰和目的的需要，以医传教、借医弘道，不断援医入道；另一方面，中医学也不断汲取、借鉴道教医学养生思想和成就，许多医家也援仙入医。命门学说的发展也得益于道教的练养思想。

众所周知，自《难经》提出命门理论后，并未引起魏、晋、隋、唐医家的关注，虽然有晋代王叔和《脉经》提出"肾与命门俱出于尺部"，皇甫谧《针灸甲乙经》提出督脉命门穴，杨上善《太素・经脉标本》认为"肾与命门，上通太阳于目，故目为命门"，但就命门

[1] 盖建民.道教医学[M].北京：宗教文化出版社，2001：5-6.

[2] 吉元昭治.道教与长寿不老医学[M].成都：成都出版社，1992：1.

学说的整体发展而言，医家的论述基本上是一片空白。与此相反，道教医学内丹术对命门理论的发展却做出了重要贡献，晋代葛洪《抱朴子内篇·至理》云："坚玉钥于命门，结北极于黄庭，引三景于明堂，飞元始以练形。"其中"玉钥"乃精气出入之处，命门当指右肾或两肾之间。"坚玉钥于命门"，乃爱啬精气之义。与葛洪同时或前后问世的《黄庭外景经》开篇即云："上有黄庭，下有关元，前有幽关，后有命门。嘘吸庐外，出入丹田，审能行之或长存。"东汉魏伯阳的《周易参同契》奠定了内丹术的理论基础，内丹术借用外丹理论和术语，以铅代表人体肾精，以汞代表人身心液，认为二者的交互作用主导着人体的生命活动。如《丹论诀旨心鉴》说："夫铅汞，大丹之根，五行之本。"《玉溪子丹房语录》云："还丹之本，铅汞而已。元精为命之根，宝元精而真铅自生；元神乃性之宗，啬元精而真汞自产。"这种铅汞心肾交互作用的思想影响到中医学，促进了中医心肾相交理论的形成，如孙思邈《备急千金要方》明确指出："夫心者火也，肾者水也，水火相济。"周慎斋《慎斋遗书》发挥说："心肾相交，全凭升降，而心气之降由于肾气之升，肾气之升又因心气之降……升降者水火，其所以使之升降者，水火中之真阴真阳也。真阴真阳者，心肾中之真气也。故肾之后天，心之先天也；心之后天，肾之先天也。"这里将心和肾同等地看作人体的两个重要生命根源，心肾代表水火，水火即是阴阳，心肾两脏同具真阴真阳而并重。

内丹术发展到唐代，出现了铅、汞孰为重要的争论，但尚未得出准确的结论。主汞（火）论者如《张真人金石灵砂论》认为"水银生万物，圣人独知之，水德最尊，汞为水母"，所以铅为臣。主铅（水）论者如《太古土兑经》云："铅为君，汞为臣。"《大丹铅汞论》则执中而论之曰："曰铅曰汞，不偏其用；曰汞曰铅，不专其用。"宋代后期主铅论逐渐占据优势地位，有关明代诸家命门学说的内容在道教内丹术中得到更多的论述。如《碧虚子亲传直指》曰："两肾，左为肾堂，右为精府，一水一火，一龟一蛇，互相橐籥。两肾之间，空虚一窍，名曰玄牝。二肾之气，贯通玄牝，气之由此发黄赤二道，上夹脊双关，贯二十四椎，中通心腹，入膏肓，会乎风府，上朝泥丸，由泥丸而下明堂，散灌五官，下重楼，复流于本宫。日夜循环，周流不息，皆是自然而然。”可见道教内功修炼是命门学说形成的重要来源之一。曾慥《道枢·太极》则云：“人之就胎，其肾先受形焉，次之以生五脏，故肾为命门者也。其左为少阳，为天为日，其右为太阴，为地为月，是一身之太极判而始生也。”明确提出了“人身之太极”即命门，成为后世命门学说的主要命题。因此，孟乃昌[1]认为，宋代已在内功术中确立了命门学说，而且宋儒太极学说及命门学说都是“流”，二者同是道家内功实践及其理论这个“源”所衍生的。陆广莘[2]也指出：“从学说发展的历史看，命门说是道家养生理论与医学实践逐步结合的产物。”

虽然宋代内丹术已经确立了命门学说，但不同学科之间理论的相互渗透有一定的滞后性，故宋金元时期，中医学对命门的论述仍很零散，如陈无择《三因极一病证方论·三焦精腑辨正》谓：“右肾为命门，其腑三焦。”许叔微《普济本事方》首先提出真火的概念，在卷六“肾气丸”条下指出：“若腰肾气盛，是为真火，上蒸脾胃，变化饮食，分流水谷，从二阴出。”刘完素《素问玄机原病式》将命门与相火联系起来，认为右肾命门属相火，为手厥阴心包络经之脏，与手少阳三焦经相表里。张元素《脏腑标本寒热虚实用药式》则提出了命门为相火之原，三焦为相火之用的观点。王好古、朱丹溪分别论述了命门治疗用药的问题。李东垣《兰室秘藏》则强调命门藏精、系胞的功能，为后世胞宫命门说的滥觞。直至明代，命门说方得到长足发展而完善，其中明代医家孙一奎可谓是将道教内丹术对命门的认识引入医学，系统阐述命门学说的代表人物。孙氏常引用

[1] 孟乃昌．命门学说新考——在两千年的争衡中形成［J］．山西中医，1988，4（5）：14-16.

[2] 陆广莘．命门学说源流考［J］．中国中医基础医学杂志，1997，3（3）：3-7.

道教著作以阐发命门学说，明显显示出刚刚由道教内丹术移植到医学中来的痕迹。如《医旨绪余·命门图说》云："追越人两呼命门为精神之舍，原气之系，男子藏精，女子系胞者，岂漫语哉！是极归重于肾为言。谓肾间原气，人之生命，故不可不重也。《黄庭经》曰：肾气经于上焦，营于中焦，卫于下焦。《中和集》曰：阖辟呼吸，即玄牝之门，天地之根。所谓阖辟者，非口鼻呼吸，乃真息也。越人亦曰：肾间动气者，人之生命，五脏六腑之本，十二经脉之根，呼吸之门，三焦之源。命门之义，盖本于此。犹儒家之太极，道之玄牝也。"又如《右肾水火辨》云："仙家取坎填离，以水升火降，既济为道。谓采坎中之一阳，填离中之一阴，此还乾坤本源之意也。坎离是兑待之意，如彼谓一阳居二阴之间，无乃指一阳为火耶？然则离以一阴居二阳之间，又作何说也？夫物物具五行，五行一阴阳，阴阳一太极，五脏均有此金木水火土，何乃指坎中之阳为火，指右肾为少火也。"这里孙氏根据道教内丹取坎填离的内练法则和经验认识，认为肾者主水，坎为水，其象为一阳居二阴之间，坎中之阳可视为两肾间动气，二阴可视为二肾，故肾间动气谓之阳则可，谓之火则不可。由此得出"右肾属水，命门乃两肾中间之动气，非水非火乃造化之枢纽，阴阳之根蒂，即先天之太极"（《命门图说》）的结论。另外，张介宾《类经附翼·求正录》在论述"且夫命门者，子宫之门户也"的观点时，也反复引用道教的论述为其论据，认为子宫"道家以先天真一之炁藏乎此，为九还七返之基，故名之曰丹田"。"是皆医家所未言，而实足为斯发明者"，即说明此为道教著作所发明。

3. 太极范畴与命门学说的形成

太极一词，最早见于《庄子·大宗师》："夫道……在太极之先而不为高。"此处的太极尚是形容道的性质的属性概念。太极作为实体概念，首先由成书于战国末年的《易传》提出，《易传·系辞上》云："易有太极，是生两仪，两仪生四象，四象生八卦。"太极有宇宙本原的至高无上、至极无以复加之义。但《易传》作者并未明确规定太极究竟是什么，即没有阐明太极到底是精神实体还是物质实体的问题，而只是描绘了宇宙的生成过程。汉代学者多以太极为元气，确立了太极为原初物质的意义，如《易纬·乾凿度》云："易始于太极，太极分而为二，故生天地；天地有春秋冬夏之节，故生四时；四时各有阴阳刚柔之分，故生八卦。"班固《汉书·律历志》则明确指出："太极元气，函三为一。"又说："太极中央元气，故为黄钟，其实一龠。"魏晋玄学以太极为"无"或"道"的别名。唐代孔颖达《周易正义》指出："太极谓天地未分之元气，混而为一，即是太初、太一也。"宋代随着理学的兴起和发展，对太极的探索被推向高峰。周敦颐熔儒、道于一炉，从实体与属性相统一的高度，创"太极图说"，指出："太极动而生阳，动极而静，静而生阴，静极复动。一动一静，互为其根。分阴分阳，两仪立焉。阳变阴合而生水火木金土，五气顺布，四时运焉。五行一阴阳也，阴阳一太极也，太极本无极也。五行之生也，各以其性。无极之真，二五之精，妙合而凝，乾道成男，坤道成女，二气交感，化生万物，万物生生而变化无穷焉。"提出了"太极－阴阳－五行－万物"的宇宙演化模式。张载认为太极的本质是"一物两体者，气也"(《横渠易说·说卦》)，太极是由虚实、动静、聚散、清浊等矛盾（"两"）构成的统一体（"一"）。张氏从本体论的角度，把太极与万物的关系看成体与用的关系，而不是派生与被派生的关系。朱熹从理一元论的角度，认为"总天下万物之理，便是太极"，"太极只是一个理，迤逦分做两个气，里面动的是阳，静的是阴，又分做五行，又散为万物"(《太极图说解》)，并指出"合而言之，万物统一太极也；分而言之，一物各具一太极也"(《朱子语类》卷九十四)，反映了一种全息论的思想。杨万里则依据元气论阐明太极说，认为"元气浑沦，阴阳未分，是谓太极……盖太极者，一气之太初也。极之为言至也"(《诚斋易传》卷十七)，并指出"太极，气之元；天地，气之辨；阴阳，气之妙；五行，气之显。元故无象，辨则有象；

妙故无物，显则有物”（《庸言》十二）。宇宙万物的演化过程实际上就是物质性的元气的自我分化过程。明代哲学家罗钦顺、王廷相、王夫子等也大多从元气论出发，来阐释和发挥太极范畴。如王廷相从“元气之上无物”的基本立场出发，对太极的本质规定推论说：“太极之说，始于‘易有太极’之论，推极造化之源，不可名言，故曰太极。求其实，即天地未判之前，大始浑沌清虚之气是也。”（《王氏家藏集》卷三十三）“太极者，道化至极之名，无象无数，而万物莫不由之以生，实混沌未判之气也，故曰元气。”（《雅述》上篇）可见太极即是反映元气及其无限性相统一的哲学范畴。

总之，虽然不同历史时期的哲学家赋予太极的内涵不尽相同，但都将太极作为反映宇宙终极本原及其无限性的哲学范畴，是实体与属性的统一。作为宇宙终极根源的太极，既有本原论意义，肯定太极与宇宙万物是派生与被派生的关系，又有本体论的意义，肯定太极与宇宙万物是本质与现象的关系，在时间上无先后之分。

太极范畴所揭示的阴阳一体的和谐模式、“物物一太极”的全息思想等，经过金元医家的引申发挥，迄于明代，在中医学中发展成为论说人身太极的命门学说。李时珍在《本草纲目·第三十卷·胡桃》中首创结构命门说，认为命门“其体非脂非肉，白膜裹之，在七节之旁，两肾之间。二系著脊，下通二肾，上通心肺，贯属于脑，为生命之原，相火之主，精气之府。人物皆有之，生人生物，皆由此出。”此说即从太极为最高主宰的思想出发，把命门作为高层次的脏腑来看待。

孙一奎提出“动气命门”说，认为“命门乃两肾中间之动气，非火非水，乃造化之枢纽，阴阳之根蒂，即先天之太极。五行由此而生，脏腑以继而成”（《医旨绪余·命门图说》）。他把太极学说作为自己立论的哲学基础和普遍原理，在《医旨绪余·太极图抄引》中指出：“在天地，统体一太极；在万物，万物各具一太极……人在大气之中，亦万物中一物耳，故亦具此太极之理也。”《命门图说》进一步形象地论述说：“夫二五之精，妙合而凝，男女未判，而先生此二肾，如豆子果实，出土时两瓣分开，而中间所生之根蒂，内含一点真气，以为生生不息之机，命曰动气，又曰原气，禀于有生之初，从无而有。此原气者，即太极之本体也。名动气者，盖动则生，亦阳之动也，此太极之用所以行也。两肾，静物也，静则化，亦阴之静也，此太极之体所以立也。动静无间，阳变阴合而生水火木金土也。其斯命门之谓欤！”可见孙氏将太极说、内丹命门说与《难经》命门说融为一体，以原气太极来说明命门动气，则命门动气就是先天未分（不可分）之阴阳，由此生成后天已分（可分）之阴阳，进而阳变阴合而化生其他脏腑。

赵献可《医贯・玄元肤论・内经十二官论》提出“肾间命门”说，认为“人受天地之中以生，亦原具有太极之形，在人身之中，非按形考索，不能穷其奥也。”即人体中的太极必有形迹可寻，而“人身太极之妙”即命门。“命门即在两肾各一寸五分之间，当一身之中，《易》所谓一阳陷于二阴之中……乃一身之太极，无形可见。”他力求说明命门的具体部位，指出：“命门在人身之中，对脐附脊骨，自上数下，则为十四椎；自下数上，则为七椎。《内经》曰：七节之旁，有小心。此处两肾所寄，左边一肾属阴水，右边一肾，属阳水，各开一寸五分，中间是命门所居之宫，即太极图中之白圈也。其右旁一小白窍，即相火也；左旁之小黑窍，即天一之真水也。此一水一火，俱属无形之气。相火禀命于命门，真水又随相火。”赵氏认为先天无形的水火之气即真水、相火，都由命门所主宰，而“命门君主之火乃水中之火，相依而永不相离也。火之有余，缘真水之不足也，毫不敢去火，只补水以配火，壮水之主，以镇阳光；火之不足，因见水之有余也，亦不必泻水，就于水中补火，益火之原，以消阴翳”充分阐明了命门水火之间相互依存、相互为用、相互平衡的关系。对命门水火不足病证的治疗，赵氏在《医贯・先天论要・水火论》中指出：“以无形之水沃无形之火，当而可久者也，是为真水真火，升降既宜，而成既济矣。医家不悟先天太极之真体，不穷无形水火之妙用，而不能用六味、八味之神剂者，其于医理尚欠太半。”强调用六味丸、八味丸分别治疗命门水亏、火衰之证。另外，赵氏亦循太极演化宇宙万物之理，以说明人体脏腑的生成发育，其引褚齐贤语云：“人之初生受胎，始于任之兆，惟命门先具。有命门然后生心，心生血；有心然后生肺，肺生皮毛；有肺然后生肾，肾生骨髓；有肾则与命门合，二数备，是以肾有两歧也。”认为命门是人体的太极，是生命的起点，表征着人体极早期的生命状态，后天肾系统只不过是命门系统定向发展的结果，如此则从根本上将命门与肾区别开来。

张介宾提出“水火命门”说，他认为太极是天地万物和人类生命的本原，其《类经图翼·太极图论》云：“太极者，天地万物之始也。《太始天元册》文曰：太虚寥廓，肇基化元。老子曰：无名天地之始，有名天地之母。孔子曰：易有太极，是生两仪。邵子曰：若论先天一事无，后天方要着工夫。由是观之，则太虚之初，廓然无象，自无而有，生化肇焉，化生于一，是名太极，太极动静而阴阳分。故天地只此动静，动静便是阴阳，阴阳便是太极，此外更无余事。”《类经附翼·医易》又曰：“然易道无穷，而万生于一……所谓一者，易有太极也。太极本无极，无极即太极，象数未形理已具，万物所生之化原……是为造物之初，因虚以化气，因气以造形，而为先天一气之祖也。”张氏将太虚、道、先天、无极等用以解释太极，而熔医、道、儒等宇宙论于一炉，并深受朱熹太极思想的影响，认为“大之而立天地，小之而悉秋毫，浑然太极之理，无乎不在。”由此以推论人体之太极，则人体生命的产生和起源亦与宇宙万物同理，均先由“太极一气”化生出“先天无形之阴阳”，继而再化生为“后天有形之阴阳”，命门则起到了人身之太极的作用，成为人体生命的本原。诚如《景岳全书·传忠录》所说：“道产阴阳，原同一气，火为水之主，水即火之源，水火原不相离也……其在人身，是即元阴元阳，所谓先天之元气也。欲得先天，当思根柢，命门为受生之窍，为水火之家，此即先天之北斗。”《类经附翼·求正录》也指出：“命门居两肾之中，即人身之太极，由太极以生两仪，而水火俱焉，消长系焉，故为受生之初，为性命之本。”“是命门总主乎两肾，而两肾皆属于命门。故命门者，为水火之府，为阴阳之宅，为精气之海，为死生之窦。”张氏又根据阴阳互根、精气互生的原理，创制左归丸、右归丸两方，为治疗命门虚证的代表方。

综上所述，各家命门学说尽管在具体内容上并不完全一致，但都深受太极说之影响，在太极主宰阴阳并统一五行和三阴三阳等方面呈现出一致性。诚如叶霖《难经正义》所说：“人与天地参，命门与太极相似，太极生两仪，两仪生四象，四象生八卦，八卦生六十四卦；自命门生两肾，两肾生六脏六腑，六脏六腑生四肢百骸之类。”而且太极无形生有形的思想也影响于命门学说，使命门的形质空化，而有命门无形之说。

4. 中医理论的逻辑发展与命门学说的形成

任何理论的创立、发展与完善，都有其内在的逻辑演变规律。命门学说的形成也与中医理论自身的逻辑发展密切相关。首先，从中医学对人体发生发育的认识而言，早在《内经》时代，中医学就坚持人是由天地自然产生的唯物进化论观点，《素问·宝命全形论》即明确指出：“人以天地之气生，四时之法成。”就个体生命的发生来说，《内经》主要认为肾藏精气，主个体的发生发育，《素问·上古天真论》具体阐述了肾与个体生命发生发育的关系，指出：“有其年已老而有子者何也？岐伯曰：此其天寿过度，气脉常通，而肾气有余也。”《灵枢·经脉》则指出：“人始生，先成精，精成而脑髓生。”后世医家进一步将肾与个体生命发生的关系概括为“肾为先天之本”。如李中梓《医宗必读》云：“肾何以为先天之本？盖婴儿未成，先结胞胎，其象中空，一茎透起，形如莲蕊。一茎即脐带，莲蕊即两肾也，而命寓焉。水生木而后肝成，木生火而后心成，火生土而后脾成，土生金而后肺成。五脏既成，六腑随之，四肢乃具，百骸乃全。《仙经》曰：借问如何是玄牝？婴儿初生先两肾。未有此身，先有两肾，故肾为脏腑之本，十二脉之根，呼吸之本，三焦之源，而人资之以为始者也。故曰先天之本在肾。”但肾主精气的个体生命发生理论有着明显的局限性，诚如朱荣华[1]所指出：①在个体生命发生早期，性器官和内分泌腺成熟之前，自身的激素及其系统（尤其是性激素及其系统）是根本不存在的，而此又被归于肾或肾阳的范畴。因而，肾的学说不能说明生命早期状态及接踵而来的发生模式和数量上的规律，特别是一个在早期状态中还没有形成的器官，被理解为其他脏器形成的基础是困难的。②从肾藏精、肾为先天之本的含义来看，肾也不能标明子代和亲代之间的“肾”的这种区别和联系。用它来说明生殖－遗传－发育的过程和联系，十分困难。③用心或其他五脏中的任何一个脏都不能概括和说明生命早期状态及其发生发育的事实和种种复杂变化。因此，《难经》提出命门说，企图摆脱肾主精气学说的束缚，《三十六难》指出：“命门者，诸神精之所舍，原气之所系也；男子以藏精，女子以系胞。”《八难》则云：“所谓生气之原者，谓十二经之根本也，谓肾间动气也。此五脏六腑之本，十二经脉之根，呼吸之门，三焦之原。”认为命门原气主宰着个体的发生发育。待至明代，随着太极宇宙起源及演化的认识方法与理论内容在中医学领域的渗透，医学家们逐步认识到命门为人身先天之太极，主宰五脏的生成，贯穿于五脏六腑之中，以维持其结构的存在和功能的发挥，命门理论得以进一步完善。如孙一奎《医旨绪余·命门图说》云：“命门乃两肾中间之动气，非水非火，乃造化之枢纽，阴阳之根蒂，即先天之太极。五行由此而生，脏腑以继而成。”孙氏并以豆子果实为例，将命门动气比作豆瓣中之根蒂，有此根蒂，作物才能生根发芽，开花结果，有此动气则五脏六腑相继而成，才会有人体的生长发育之机。赵献可《医贯·玄元肤论·内经十二官论》指出：“人之初生受胎，始于任之兆，惟

---

[1] 朱荣华.命门（太极）理论与发生遗传学［J］.南京中医药大学学报，1997，13（6）：329–331.

命门先具。”也认为在人体的发生发育过程中，先有命门，而后生成五脏六腑，命门为十二脏腑之本，为生命之根。张介宾也强调命门元精、元气作为生命的最基本物质对十二脏所起的化源作用，认为“命门为受生之窍”（《景岳全书·传忠录》），“为受生之初，为性命之本”（《类经附翼·求正录》）。均突出强调了命门主宰人体发生发育的功能，确立了命门是人体起源及演化的发生学概念，避免了肾为先天之本说中的相关悖论。

其次，从中医学对人体脏腑机能调节控制的认识而言，在《内经》中，对人体脏腑机能调节控制的主宰曾有不同的论述，《素问·灵兰秘典论》提出了“十二脏之相使，贵贱如何”的问题，并指出：“心者，君主之官，神明出焉。”《灵枢·邪客》也指出：“心者，五脏六腑之大主，精神之所舍也。”确立了心为生命主宰的地位。另外，《素问·阴阳类论》则指出：“五中所主，何脏最贵？雷公对曰：春，甲乙，青，中主肝，治七十二日，是脉之主时，臣以其脏最贵。”王冰注云：“四时之气，以春为始，五脏之应，肝脏合之，公故以其脏为最贵脏。”此乃是从“始初定全”的观念，即事物的初始状态决定了或关系着其全过程的情况来推论而得出的结论。《素问·太阴阳明论》又从脾为中宫之土，土为万物之母的角度指出：“脾者土也，治中央，常以四时掌四脏。”《素问·玉机真脏论》也指出：“脾脉者土也，孤脏以灌四旁也。”后世医家由此发挥，提出脾为后天之本的观点。虽然《内经》对人体脏腑机能调节控制的主宰有不同的论述，但其中心为君主之官的认识得到了先秦哲学家的支持，因而心为主宰的思想在《内经》中居于绝对的主导地位，并影响到现代中医理论之中。同时，如前所述，从中医学对人体发生发育的认识而言，《内经》认为肾藏精气，主个体的发生发育，《中藏经》则指出：“肾者，精神之舍，性命之根。”后世医家则进一步提出肾为先天之本，内含肾阴、肾阳，肾阴、肾阳又为诸脏腑阴阳的根本，对人身阴阳具有调节作用。如虞抟《医学正传·卷一》所说:“是故肾为一脏配五行而言者，则属之水矣；以其两肾之形有二象而言者，亦得以左右分阴阳刚柔而命为五脏之根元也。以左为阴，右为阳，阴为水，阳为火，水为血，火为气，于是左肾之阴水生肝木，肝木生心火；右肾之阳火生脾土，脾土生肺金。其四脏之于肾，犹枝叶之出于根也。”绮石《理虚元鉴·卷上》也指出:“盖肾之为脏，合水火二气，以为五脏六腑之根。”但是，上述心为主宰或者肾的阴阳对全身脏腑阴阳有调节作用的观点，一旦纳入藏象五行学说之中，势必产生逻辑上的矛盾。按五行学说，五脏之间在生理状态下呈现为生克制化的协调关系，各脏之间相互化生，相互为用，并相互制约，心或肾与他脏并列，难以成为主宰者或诸脏腑阴阳的根本。

上述理论发展上的逻辑矛盾，必然促使医家提出新的学说来加以解决。《难经》继承和发展了《内经》关于脏腑“贵贱”的学术思想，提出了在人体内有一个主宰人体生命活动的中枢——命门。明代赵献可继《难经》之后，在《医贯·玄元肤论·内经十二官论》中，从考释《素问·灵兰秘典论》“心者，君主之官也……主不明则十二官危”一段原文出发，认为心既在十二官之内，则“人身别有一主非心也”。他分析人体十二经形景图，按图考索，据有形之中以求无形之妙，确认命门是主宰十二官的“真君真主，乃一身之太极”，指出“盖此一主者，气血之根，生死之关，十二经之纲维”，“命门为十二经之主，肾无此则无以作强，而技巧不出矣；膀胱无此则三焦之气不化，而水道不行矣；脾胃无此则不能蒸腐水谷，而五味不出矣；肝胆无此则将军无决断，而谋虑不出矣；大小肠无此则变化不行，而二便闭矣；心无此则神明昏，而万事不能应矣。正所谓主不明则十二官危也”。张介宾则从阴阳调节论的角度做了进一步的阐述,《类经附翼·求正录》指出:“命门之火，谓之元气；命门之水，谓之元精……此命门之水火，即十二脏之化源。故心赖之，则君主以明；肺赖之，则治节以行；脾胃赖之，济仓廪之富；肝胆赖之，资谋虑之本；膀胱赖之，则三焦气化；大小肠赖之，则传导自分。”并认为在病理情况下，“若命门亏损，则五脏六腑皆失所恃，而阴阳病变无所不至。其为故也，正以天地发生之道，终始于下；万物盛衰之理，盈虚在根。"《景岳全书·命门余义》也指出："命门为元气之根，为水火之宅。五脏之阴气非此不能滋，五脏之阳气非此不能发。"均强调了命门对人体脏腑阴阳的整体调节作用。

现代学者对命门学说进行探讨，提出了许多不同观点，如赵棣华[1]认为命门是下丘脑－脑垂体－肾上腺皮质系统，潘文奎[2]认为命门涉及甲状腺、肾上腺、性腺各靶腺，联系整个内分泌系统。贾耿[3]认为脑是集元精元气元神于一体的先天之脏器，禀先天之精，主司五脏构形及人体的生长发育与生殖机能，所以脑先天就具有统率五脏的功能，是凌驾于五脏之上的命门。黄澍[4]也认为命门的主要实质器官是脑髓，其系统尚包括脊髓、神经纤维、内分泌激素和神经递质等，命门是维持人体正常生命活动的枢纽，是人体元精、元气、元神产生、舍藏的场所。萧佐桃等[5]在孟昭威经络系统是介于躯体神经、植物神经平衡系统与内分泌平衡系统之间的第三平衡系统观点基础上，认为命门是第三系统的"真正君主"，联络第一、二、四平衡系统，共同完成统摄和维系人体生理平衡的功能。朱明等[6]提出命门是五脏整合的生殖调节中枢，激发状态下对脏腑具有高度的整合作用。奇经八脉是命门开放整合五脏的通道。命门内寄元阴、元阳，

[1] 赵棣华．"命门"探讨［J］．新中医，1974（1）：49–51.

[2] 潘文奎．试探命门与内分泌系统［J］．辽宁中医杂志，1994，21（6）：244–246.

[3] 贾耿．脑是命门先天物质与本能的实质所在［J］．中国中医基础医学杂志，2000，6（5）：15–19.

[4] 黄澍．命门理论新探［J］．湖南中医学院学报，1990，10（3）：180–182.

[5] 萧佐桃，唐众瑞．论"命门"学说［J］．湖南中医学院学报，1989，9（2）：62–63.

[6] 朱明，戴琪．命门动静观——兼论中医关于内分泌的早期发现［J］．北京中医药大学学报，2000，23（5）：1–6.

为生命之原、相火之主，具有阴阳相济的特性，因而有别于五脏、十二经脉，反映出太极层次下生命活动的内在规律和调节机制。陆广莘[1]认为命门学说探索了基本生命过程及其机能调节枢纽，是最后完成说明体内生理和抗病机能调节枢纽的理论概括。命门是禀之于先天，是人类长期种族发展的产物，它保证各器官执行其正常机能和抵御疾病的能力，故被称为守邪之神和生生之本。上述各家虽然对命门实质的认识不完全相同，但在命门是人体生命机能活动的调节系统的认识上则完全一致。命门作为独立和高于五行脏腑系统的调节枢纽的认识，进一步完善和丰富了中医学有关人体生命机能调节的理论。

追求事物的统一是人类认识的本性。对人体发生发育本原和脏腑机能调节枢纽认识的不断深化，加之宋明理学对宇宙本原探索的影响，无疑有力地促进了中医命门学说的发展。

---

[1] 陆广莘.命门学说源流考[J].中国中医基础医学杂志，1997，3(3)：3-7.

研究述评

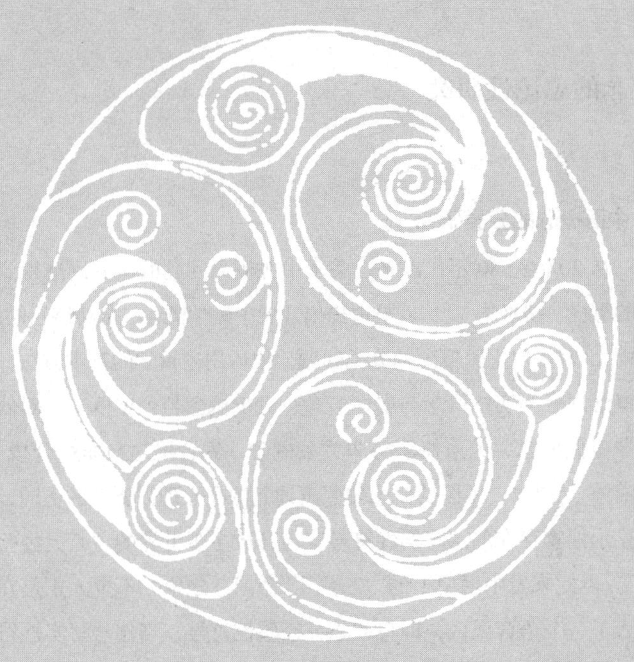

概念是人们在实践和认识过程中逐步形成的对事物本质的理解，是进行下一步逻辑思维分析的基础。它具有高度的抽象性和概括性，但如果定义不清或者所指对象不够清晰就容易造成概念理解的模糊。厘清概念所承载的意义，既是理解概念本身，也是进一步深入研究的基础。

概念的总论性研究

1. 中医概念的分类研究

从 20 世纪 80 年代以来，关于中医概念问题的研究逐渐得到了人们的重视，傅景华[1]比较早地提出开展中医学概念、范畴体系的研究。甘雨[2]曾提出中医概念的分类问题，他运用逻辑学的基本方法，将中医概念划分为实体概念与属性概念、肯定概念与否定概念、对偶概念与非对偶概念、关系概念与非关系概念、集合概念与非集合概念等。邱鸿钟[3]提出，中医的概念按照语词起源在心理需要上的不同，可分为显示他物存在的“写实性符号”与开放主观世界的“心灵经验性符号”。以此来看中医史上的“三焦”“命门”之争，不少人正是在这里步入了一个语言误区，即将“心灵经验性符号”当作“写实性符号”，循名责实以致陷于纷争之中。同理，经络概念为一个“双言语词”，即以体而言指血管及其并行的神经；以用而言，指活体状态下，主体对神经、血管及其关联的整体运行状态的自我体验或曰心灵的经验。按

[1] 傅景华 . 开展中医学概念、范畴体系的研究［J］. 中医药学报，1984(3):1–2.

[2] 甘雨 . 中医概念的逻辑分类［J］. 山东中医学院学报，1986，14（4）：47–50.

[3] 邱鸿钟 . 医学与语言——关于医学的历史、主体、文本和临床的语言观［M］. 广州：广东高等教育出版社，2010：112–113，177–180.

照逻辑实证主义的方法，可以将中医药学的概念和理论分为三类来理解：第一类是元哲学的认识命题，如“阴阳者，天地之道……治病必求于本”（《素问·阴阳应象大论》），阴阳是分类范畴，上述句式是辩证判断的典型形式，试图用实验来证明一个分类范畴的实在性是毫无意义的，试图用实验证明一个辩证逻辑的命题也是荒谬的。第二类是文化约定的命题，如五行与五脏的对应关系、左右手寸关尺与脏腑的对应关系、命门概念等，对这类命题可以做文化学研究，考察其约定发生的历史背景和特定的文化语境。第三类是来源于临床观察和体验的经验命题，如“体若燔炭，汗出而散”（《素问·生气通天论》）。此类命题可以接受实验或临床检验，是最有实用与开发利用价值的。贾春华[1]探讨了《伤寒论》中负概念在辨证论治中的意义，发现负概念与证候、辨证、论治皆有密不可分的关系，负概念与正概念二者所反映的对象共同构成该概念的论域，指出现今证候研究中对负概念“赋值为0”的做法是值得商榷的。

2. 中医概念的特征研究

陈津生[2]对中医概念的特点、层次与变易研究认为，中医概念具有形象思维特征，无限性特征即带有浓厚的终极真理色彩，个性与共性结合而较多注重个性。中医概念在其系统中具有明确的层次关系，各层次从高向低，依次包容、放散、展开。张季[3]对中医概念论的辩证思维特色研究认为，中医概念是主观和客观的辩证统一、灵活性和确定性的辩证统一、具体和抽象的辩证统一。周唯[4]论述了中医学基本概念的抽象、具象二重性特点，以及形成的根源，认为由此导致了中医理论的抽象思辨性和形象直观性，并使直觉

[1] 贾春华.《伤寒论》中负概念在辨证论治中的意义［J］. 辽宁中医杂志，2005，32（8）：770–771.

[2] 陈津生. 中医概念的特点层次与变易［J］. 上海中医药杂志，1995（1）：5–9.

[3] 张季. 中医概念论的辩证思维特色［J］. 南京中医学院学报，1988（2）：6–8.

[4] 周唯. 论中医学基本概念的抽象、具象二重性［J］. 中医研究，1995，8（2）：2–5.

体悟成为掌握中医理论、学习前人医疗经验的重要思维方法。邢玉瑞[1]总结中医学的概念特征为以自然语言为主体，名词繁多而定义很少，定义多为外延定义，具有多相性、形象性及辩证思维特征，概念的规范性弱，定义缺乏逻辑的严密性，发展形式为叠层累积等九个方面。

3. 中医概念的认知研究

贾春华等[2, 3]从隐喻认知的角度对中医学的五行、藏象类、病因病机类、四气五味、君臣佐使等概念进行了系列研究，提出中医学是一种基于隐喻认知的语言，中医理论学家在今后相当长的一段时间内需要做的主要工作，可能就是对中医语言的分析。杨振宁等[4]研究中医概念的内部表征模式认为，中医概念的表征具有表象性，表象表征的基础是原型，这是中医概念心理表征的基本模式。所谓原型，指范畴中最能代表该范畴的典型成员。中医学概念往往是借助"原型"进行心理表象表征的。除了表象表征外，尚有语意表征。中医学概念完整的表征模式是"原型+语意"的心理认知活动。"原型"表象表征是感性的、形象性的表征，语意表征是理性的、抽象性的表征。因此可以说，中医学的诸多概念是表象与语意的结合，是感性与理性的统一，而这种认知模式，正是古代朴素唯物主义的认知特征。

---

[1] 邢玉瑞.中医学的概念特征研究［J］.中医杂志，2015，6（19）：1621-1624.

[2] 贾春华.中医学：一种基于隐喻认知的语言［J］.亚太传统医药，2009，5（1）：11-12.

[3] 贾春华.中医理论思辨录［J］.北京中医药大学学报，2010，33（7）：441-443.

[4] 杨振宁，苏静，张丽萍.中医概念的内部表征模式［J］.中国中医基础医学杂志，2014，20（1）：58，61.

4. 中医概念的问题研究

近年来，中医概念中存在的问题受到了学者的普遍关注与研究，不仅分析了所存在的问题，并且对其产生的原因有较为深入的探讨。聂广[1]从发生学、逻辑学、动力学方面考察中医学的基本概念，认为中医学概念的确定方法大约有举实、移植、嫁接和类推。从逻辑学角度分析，大多数中医学概念无法操作，缺乏可确定性和检验性，也就失去了修正和淘汰旧概念、创新和完善新概念的重要方式，形成了“名存实亡”“名实不副”的混杂局面。从动力学角度而言，正名逻辑维护了传统中医学的稳态结构，描述性定义阻碍了人们对事物本质的追求，流动性概念导致了训诂之学的兴旺发达。或许中医学概念的辩证逻辑特征与命名者的主观随意性有一定关联。张登本等[2]提出中医理论中概念存在的问题有：运用原始思维中常用的取象比类加以抽象而成，缺乏现代科学意义的抽象；概念的哲学特征浓郁，缺乏自然科学的属性；有些概念在运用过程中逻辑关系不清；有的概念已经凝固而失之于不断发展等。诸如此类的问题，是中医理论发展缓慢的重要原因之一。

梁茂新等[3-6]长期关注中医概念中的问题，研究甚为深入。他们通过对 50 余年来不同版本高等医药院校教材《中医基础理论》中证、证候、病因和

---

[1] 聂广. 中医学基本概念的哲学思考［J］. 医学与哲学，1993（7）：25-27.

[2] 张登本，孙理军. 中医基础理论中概念的困惑与思考诠释［J］. 中医药学刊，2004，22（9）：1573-1575.

[3] 梁茂新. 现代中医学基本概念逻辑矛盾剖析［J］. 中华中医药杂志，2009，24（3）：278-281.

[4] 梁茂新，郑曙琴.《中医基础理论》基本概念内涵的嬗变［J］. 中华中医药杂志，2010，25（2）：170-173.

[5] 梁茂新，范颖，李国信. 中医学的理性选择［M］. 北京：人民卫生出版社，2015：229-237.

[6] 梁茂新，寿亚荷. 论中医学基本概念歧义性成因及其得失［J］. 医学与哲学，1991（2）：23-26.

病机内涵歧变的系统研究，发现同一教材和各教材之间，这些概念均存在内涵界限不清、彼此套叠、相互包含、互换使用的逻辑问题，严重阻碍了中医学的发展，成为中医药各项研究亟待解决的关键科学问题。又通过对中医学术语脏腑、气血、病因、病机、证和阴阳定义的考察分析，总结在定义概念中存在的逻辑问题主要有 5 个方面：①属于“种差”的内容未能揭示被定义概念的本质差异；②经常出现被定义的术语，同语反复非常普遍；③频繁借用西医学的概念，导致内涵的混淆和误导；④存在含义不清、本身首先需要定义的概念，进而使定义模糊不清；⑤属于“邻近的属概念”通常不是被定义概念的上一层次的概念，甚至不属于医学术语。此外，还有不同语词表达同一个概念、中医学术语都是多义词，以及一词多义术语的偷换使用等逻辑问题。最后，他还分析了中医学术语逻辑问题的症结，认为现代中医理论是一个以象思维为主导同时兼有不规则的概念思维，突出西方现代哲学（整体观、对立统一规律）指导却渗透着浓郁的中国古代哲学气息，强调中医学特色而又移植西医学概念的学术混合体；中医学基本概念歧义性的实质，主要指其概念的解剖学属性和非解剖学属性的内涵两重性。这种由古代解剖学与阴阳、五行学说共同构建藏象学说乃至整个中医理论体系所形成的同体异构现象，是中医学基本概念歧义性的历史根源。彭洁[1]则将概念含混问题的原因归结为思维的直观整体性、概念发展比较缓慢、汉语言文字表述概念等方面。汪蓉[2]也探讨了中医学概念模糊性的哲学根源，认为中国传统思维方式是经验综合型的，倾向于对感性经验做抽象的整体把握，而不对经验事实做具体的概念分析，它重视

[1] 彭洁．对中医基础理论中概念含混问题的思考［J］．广西中医药，1991，14（5）：223-224.

[2] 汪蓉．中医学概念模糊性的哲学根源［J］．安徽中医学院学报，2000，19（5）：6.

对感性经验的直接超越，主张在主客体的统一中把握整体体系。它并非不运用逻辑思维，而是并非自觉或有意识地运用逻辑思维。由此造成中医的许多概念是不能用其他概念来加以定义的，而只能通过大量的事实和通过直觉过程来加以体悟。

5. 中医概念的研究路径探讨

于智敏[1]探讨了中医概念诠释的路径，认为其路径当为知文、达意、溯源、明理、悟道、启微。任秀玲[2]提出对中医学概念的研究应明确概念的本性、特点及在理论中的作用，进行“种概念加属差”的定义形式及与中医逻辑体系自洽的定义方法的规范化研究；还应在总结中医现代化研究成果基础上，丰富概念的内涵，发展中医理论。边海云等[3]举例阐述了在中医现代化进程中，现代科学文化语言对中医理论有关概念的错误解读问题，如将“心主神明”改称“脑主神明”，将“阴平阳秘”之“阴阳清宁静谧协和”解读为“阴阳平衡”，五藏等同于五脏，术数等同于算术等，提出从中国传统语言文字文化及其规律出发，正确解读与揭秘中医学。陈利国等[4]从医学概念与哲学范畴的关系、中医学概念范畴的逻辑层次与演变关系、中医学概念范畴体系的构建等几个方面，论述了建立中医学概念范畴体系的问题，认为主要问题是如何进行基本概念范畴的界定和怎样进行概念范畴之间从普遍到特殊逻辑关系的认定。

---

[1] 于智敏．中医概念诠释的路径［J］．中国中医基础医学杂志，2012，18（1）:6–7.

[2] 任秀玲．论中医基础理论中的概念问题［J］．中医教育，2004，23（6）：21–23.

[3] 边海云，陈利国．现代科学文化语言对中医理论有关概念的错误解读［J］．辽宁中医药大学学报，2006，8（4）：166–167.

[4] 陈利国，贾振华．关于建立中医学概念范畴体系的几个问题［J］．山东中医药大学学报，2000，24（3）：165–167，171.

中医或中医学概念研究

韦黎[1]提出中医学与西医学是作为“科学”下位的两个种概念，在对中、西医学研究对象、方法、理论比较的基础上，提出以系统方法研究整体层次上的机体反应状态所形成的医学科学体系，谓之中医学。严金海[2]根据地域和民族的区别及各种医学所体现的不同时代的文化科学思想进行分析，认为中医是随着西医传入创立的新概念，是对中国传统汉族医学的简称。中医概念在清代才出现。中医概念作为现实概念，不仅在于它的理论和经验事实与西医有区别，还在于它的基本思想观念、思维方式、认识模式与西医不一样。张姝艳等[3]也认为“中医”更多的是相对于西医而言的，是近代西方学术体系打破中国原有学统框架后，依据中国特殊的地理区域和民族特征而限定的。但从哲学角度而言，中医是中道之医，它不偏不倚，阴阳平衡，天人合一，恪守着中庸之道。陆广莘[4]指出，中医学是健康生态医学，是一门“究天人之际，通健病之变，循生生之道，谋天人合德”的健康生态智慧学。

张有和[5]首先从状态的概念、状态诊断的依据、状态分类、状态医学的模式及状态医学的药学体系特征等方面来阐明状态医学是

---

[1] 韦黎.论“中医学”的定义[J].医学与哲学，1995，16(11)：574-576.

[2] 严金海.中医概念分析[J].医学与哲学，1999，20(6)：7-9.

[3] 张姝艳，吴彤.中医概念的哲学分析[J].中国中医基础医学杂志，2008，14(增刊)：17-20.

[4] 李海玉.陆广莘学术思想经验集[M].北京：北京科学技术出版社，2013：100-105.

[5] 张有和.状态医学——中医学的现代概念[J].广州中医药大学学报，1996，13(3)：1-5.

中医学的本质，提出了状态医学这个中医学的现代概念。任秀玲[1]运用科学认识论的科学学科判定标准研究中医学，发现中医理论以人体生命运动过程中的生理、病理现象及其所反映的生命状态为研究对象，采用司外揣内的方法，具有研究方向明确的科学家专业队伍及相应的学术机构、出版刊物和教育设施。由此判定中医学为“现象-状态医学”，并将“现象-状态医学”定义为：通过研究人体生理、病理及治疗用药过程中反映于外在的现象（症状、体征），把握生命和疾病所处的状态，来防治疾病、增进健康和延长寿命的医学科学学科。杨学鹏[2]以现代科学为参照系诠释中医，提出中医的本质和特点：①中医是整体医学，中医最重要的内容是关于人体整体层次的论述。②中医是状态医学，阴阳起到了人体状态变量的作用。③中医是模型医学，中医的概念、学说均带有模型性，尤以五行为框架的人体结构模型最为典型。④中医是符号医学，用阴阳、五行两组符号构建中医诸学说。⑤中医是调节医学，中医治病是把病人从病态调节到健康状态。胡旭东[3]认为，应充分认识传统中医和现实中医概念的区别性与现实中医概念提出的必要性，提出“现实中医”是指在必然要依附、继承于传统中医的外壳形式下，同时又不断受到同类环境（可称之为现代医学环境和自然科学技术环境）、社会环境（亦称为市场环境）、政治法律环境（又名为上层建筑环境）等综合制约下的一种动态的、较为特殊的医学运行模式。

---

[1] 任秀玲．中医学“现象-状态医学”学科［J］．中华中医药杂志，2005，20（1）：11-14.

[2] 杨学鹏．诠释中医［J］．自然杂志，2001，32（2）：75-78.

[3] 胡旭东．现实中医概念界定及外部环境对中医多种模式的影响［J］．现代中西医结合杂志，2005，14（3）：312-313.

精气神阴阳概念研究

陶洪[1]对精的分类研究认为，先天之精不同于生殖之精，前者与生俱来，后者性成熟时才产生，故主张精分先天之精、后天之精，而水谷之精、生殖之精均属后天之精。孙广仁等[2]讨论了中医学精概念中的几个问题，指出中医学的精是指人体之精，而非古代哲学中的宇宙本原之精气；人体之精与人体之气是两个内涵独立而又有联系的概念，精是生命的本原，气是生命的维系，与古代哲学范畴中精与气是一个同一的概念有别；人体内一般意义的精，有别于血和津液的一类液态精华物质，涵括生殖之精；生殖之精与先天之精在概念上是有别的；五脏皆藏精，五脏之精有其特定的构成成分、存在形式和功能；肾精是五脏之精之一，不能替代五脏之精或一身之精。徐宁[3]研究认为，在中国古代哲学中，精、气、精气和元气的概念是相同的，都是指构成宇宙万物之本原。中医学所说的人体之精是由禀受于父母生殖之精而形成的先天之精和后天水谷精微相融合而形成的一种精华物质，是构成人体的最基本物质，是人体生命的本原。人体之气是由人体之精化生，并与肺吸入的自然界中的清气相融合而成的，在人体内运动不息的精微物质。中国古代哲学的精气概念与中医学的精气概念的区别：①在中国古代哲学中，精、气、精气和元气的概念是相同的；在中医学中，人体之精和人体之气的概念是有明显区别的。②人体之精常呈液态贮存于体内，贵藏而不

---

[1] 陶洪.关于中医学中“精”的分类概念之我见［J］.湖南中医学院学报，1990，10（2）：91-92.

[2] 孙广仁，于少泓.中医学精概念的内涵释义［J］.中医药学刊，2002，20（5）：560-561.

[3] 徐宁.中国古代哲学精气概念与中医学精气概念之研究［D］.济南：山东中医药大学，2005.

妄泄；人体之气是无形之细微物质，贵在运动有序而不紊乱。③就人体之精与人体之气产生的先后而言，精在先，气在后，气由精化。④精是生命的本原，气是生命的维系。⑤中国古代哲学的精气概念是抽象的，而中医学的人体之精和人体之气的概念是具体的。⑥就层次结构而言，中国古代哲学的精气位于上位，中医学的人体之精和人体之气位于下位。

潘桂娟等[1]考察《内经》神的含义，认为主要有天地之道、生命主宰、生命状态；其次，有时也指代水谷之精气、血气等。人体生命活动所涉及的几个方面，如精神意识、思维活动、情感表达及相关生理功能及状态等，在中医理论体系中往往以“神”一以贯之。生命之“神”具有独立性，以心为客舍并借以发挥“主神明”的功用。而肝、肺、脾、肾等都是心所主之“神明”借以发挥具体功用之脏，魂、魄、意、志皆统摄于心神。

陈曦等[2, 3]根据《内经》中“气”的基本含义及其运动变化的表现，提出《内经》“气化”的概念应有以下 3 个层面的含义：①在表述宇宙自然生成、万物生存湮灭的内容时，气化是指永不停歇、无处不在的、无形的生化与演变的过程与现象。气化是古人对气候、物候等自然界的一切过程与现象的宏观概括，能够通过意象思维进行分析和判断。②在表述自然与人体联系及感应的内容时，气化是指自然对人体生命过程的影响及其基本原理。主要体现在气化所表现出的时间节律与人体生命状态及结构之间的关系方面。③在表述人体气血生化的内容时，气化是指饮食化生气血津液等基本生命物质与汗、溲、便等代谢产物的作用与机制，以及对人体生命过程演化和调整原理等的概括。气化概念的内涵是指无形之“气”的自然演化，其外延用于表述宇宙元气的自然生化作用、生命气化层次以及脏腑、气血津液等的化生

[1] 潘桂娟，陈曦.《黄帝内经》之“神”的考察[J].中国中医基础医学杂志，2011，17（1）：3-5.

[2] 陈曦，潘桂娟.论《黄帝内经》“气化”概念与特点[J].中华中医药杂志，2012，27（9）：2258-2260.

[3] 陈曦.中医“气化”概念诠释[J].世界中医药，2014，9（11）：1413-1418，1422.

过程等。气化具有永恒性、普遍性、表象性、方向性、变动性、有序性 6 个特点。

孙广仁[1]对阴阳概念的研究认为：阴阳既指有形实体，又指无形之气，还指其抽象属性；由指具体的实体到指抽象的属性，反映了阴阳概念的哲学化进程；阴阳是一个抽象的、相对峙的、特殊矛盾范畴的概念，是中医学的主要思维方法，与矛盾概念有着重要的区别；事物的阴阳属性既是相对的，又是绝对的；物质与功能不可分称阴阳。又在分析和归纳出《内经》中阴气、阳气语词含义的基础上，推出阴气与阳气的基本概念：阴气是一身之气中具有寒凉、抑制特性的部分，是人体内具有凉润、宁静、抑制、沉降、敛聚等作用和趋向的极细微物质和能量；阳气是一身之气中具有温热、兴奋特性的部分，是人体内具有温煦、推动、兴奋、升腾、发散等作用和趋向的极细微物质和能量。阴气与阳气的对立互根关系适用于阐释寒热性或动静失常性病证的病理机制[2]。

藏象类概念研究

杨威等[3]认为藏象包含以下两层含义：一是隐匿有形有质之物于体内，即形质藏于内。主要指隐于体内的五脏、六腑等有形有质之物。二是隐匿于体内的有形有质之物的无形法度，即气化隐于内。

[1] 孙广仁．关于阴阳概念中的几个问题［J］．辽宁中医杂志，2000，27（12）：536–538.

[2] 孙广仁．中医学的阴气、阳气概念辨析［J］．中华中医药杂志，2005，20（11）：645–647.

[3] 杨威，刘寨华，于峥．“藏象”概念之探析［J］．北京中医药大学学报，2008，31（2）：86–88.

主要概括为脏腑生命活动的规律，包括生化（动态过程）与制化（有序状态），故气化则物生。李如辉等[1]提出从气一元论哲学及中医学的基本特点考虑，当予脏腑概念以功能的界定。脏腑概念从实体到功能态的演化是在前贤自觉意识中发生的，藏象学说演进过程中研究方法的重大转折——放弃解剖转而采用“以表知里”方法所赋予的功能内涵与初始的解剖概念并非机械的“叠加”组合，而是在气一元论中达成严密的逻辑统一。

孙广仁[2]讨论了《内经》中脏气的概念及相关问题，认为各脏气是一身之气中各具相对特异性结构和功能的一类精微物质，是一身之气在各脏腑的分布，以其运动不息而推动和调控脏腑功能，而本身非指脏腑功能；脏气的化生本原是脏腑之精，并与自然界的清气相合而成；脏气分为脏阴与脏阳，脏阴与脏阳都是脏气的一部分，而非指脏腑之精与脏腑之气；脏腑气化是通过脏气的运动以推动脏腑功能以及精气血津液的代谢和相互转化，是生命的特征；气化脏腑说是对脏腑的哲学性假设，无益于中医学藏象理论的现代化。

杨海发等[3]提出中医“肾”是一个融解剖、生理及病理并包含多系统功能的综合概念。师双斌[4]对“肾藏精”藏象基础理论中精、肾藏精、肾精、肾气、肾阴、肾阳、命门、天癸、先天之本 9 个核心概念进行考证，并分别阐述其内涵。认为精为构成人体生命的本原物质，禀受于父母的生殖之精，受后天水谷精微充养，藏之于肾；肾受五脏六腑之精而藏之，在一定年龄阶段形成生殖之精以繁衍后代；精为身体之根本，是维持生命活动的精

---

[1] 李如辉，郭淑芳，刘琪．论气一元论对初始脏腑解剖概念的改造［J］．中华中医药杂志，2014，29（4）：1016–1018.

[2] 孙广仁．《内经》中脏气的概念及相关的几个问题［J］．山东中医药大学学报，2001，25（4）：242–244.

[3] 杨海发，姜殿德，王洪霞．中西医“肾”的比较．中国中医基础医学杂志，2004，10（11）：26–27，30.

[4] 师双斌．“肾藏精”藏象基础理论核心概念诠释［D］．沈阳：辽宁中医药大学，2013.

微物质。“肾藏精”是指贮藏精气和调控精气的功能。肾精为肾中所藏之精，来源于先天之精，得后天之精及五脏六腑之精的补充，是机体生长、发育、生殖、生髓、化血、主骨、荣齿、生发等功能的主要物质基础，对机体的智力和体力具有作强的功能。肾气由肾精所化生，与元气关系密切，互资共生；具有推动机体生长发育与生殖、精血津液代谢、肾与膀胱及其相关形体官窍功能活动的作用，并具有调控精、气、血、津液的代谢及冲任二脉、二便等生理功能。肾阳又称“元阳”“真阳”，具有推动、温煦、蒸腾、气化等生理功能，对各脏腑的生理功能具有推动、温煦作用，为各脏腑阳气之根本。肾阴又称“元阴”“真阴”，具有宁静、滋润、濡养、成形等生理功能，对各脏腑的生理功能具有滋润、濡养作用，为各脏腑阴气之根本。命门有广义和狭义之别，广义命门为性命之门、生命之本，与肾密切相关，对机体各脏腑功能活动具有重要调控作用，又有命门之水、命门之火之分。狭义的命门专指目、子宫、精室等。天癸与肾中精气盛衰密切相关，呈现青春期至衰退期由盛而衰的变化规律，是对人体生殖功能具有整体调控作用的精微物质。肾为先天之本，一是肾五行属水，水为天一之本，水为万物之原；二是人享先天以先天之精气为本，而肾藏先天之精，为生命形成之本原。然其对9个核心概念内涵的揭示，基本都是一种描述性说明，也缺少严格的逻辑定义。赵红霞等[1]探讨中医学天癸概念的内涵，认为天癸包括两方面含义：从物质层面讲，天癸是源于先天，由肾之精气所化生的一种促进生长发育、生殖机能的物质；从功能层面讲，天癸具有维持人体机能发育（主要指性、生殖机能），激发男女正常生理功能（包括男子精液生成与生殖，女子月经生成及生殖）等作用。

[1] 赵红霞，贾海骅.中医学“天癸”概念内涵解读［J］.中国医药导刊，2013，15（2）：330-331.

苏新民[1]对肺精、肺气、肺阴、肺阳、肺津、肺血等名词的所有含义进行了系统梳理，试图用主体含义的内涵和外延定义概念。认为肺精即肺脏之精，属脏腑之精之一，是指由肺的津液和水谷之精的轻清部分组成的一类精华物质，是构成肺和维持肺功能的基本物质之一。肺气即肺脏之气，属脏腑之气之一，是构成肺和维持肺功能的基本物质之一，具有运动不息的特点。肺阴即肺的阴气，是肺气中具有寒凉、抑制等特性的部分。肺阳即肺的阳气，是肺气中具有温热、兴奋等特性的部分。肺血即肺脏之血，是指藏于肺中，具有营养和滋润作用的红色的液体，是构成肺和维持肺功能活动的基本物质之一。肺津即肺脏之津液，是指人体正常水液分布于肺的部分，具有滋润和濡养的作用，是构成肺和维持肺功能活动的基本物质之一。

纪立金[2]对脾脏概念的研究认为，古代解剖的初始认识是“脾脏”概念形成的基石与先导，五脏的阴阳五行属性规定是“脾脏”概念嬗变的依据与主因；脾脏的藏象结构体系的形成标明了“脾脏”概念的最后确立。不难看出，“脾脏”概念背离其解剖实体，而指向表征其藏象属性特征的概念，形成藏象脾。陈文林[3]认为胃气所指包含了一身之气、胃腑功能、气机升降、脉气盛衰、舌苔有无、面色善恶、病理变化、药物煎服等八个方面。

王强[4]针对目前中医学界广泛流行的把“血”与西医学血液混为一谈的现状，讨论了中医“血”概念本质的多元性和多层次性。其认为“血”概念的形成源于古人所见血液这种赤色液体，但随着中医学的“黑箱理论化”的发展，其本质渐渐超出了最初的原型，而增添了其原型不具有的本质。根据中医理论构建的虚拟性特色，参考藏象理论的天人观提出了中医血的“血

[1] 苏新民．肺藏象基本术语规范化基础研究［D］．济南：山东中医药大学，2006.
[2] 纪立金．中医学“脾脏”概念的探讨［J］．山东中医药大学学报，2000，24（3）：168-171.
[3] 陈文林．胃气的不同概念及相应内涵［J］．江西中医药，2013，44（1）：10-12.
[4] 王强．中医学“血”概念不等于现代医学“血液”概念［J］．中医杂志，2005，46（5）：332-333.

象”概念。谷峰[1]提出津液概念的内涵即人体正常水液的总称，包括在经脉内的组成血液的成分，在经脉外的构成各脏腑组织器官的内在水液。此外，人体脏腑组织间隙的正常水液、各类正常水液分泌物及代谢产物，如汗、泪、涕、唾、涎、胃液、肠液、尿液、关节液、乳汁等，亦统称为津液。

另外，图娅[2]选择了阴阳、五行、气、脏腑（藏象）、经络、血、精、神、津液九个基本概念，考察了它们的起源、形成和演变过程，分析了其形成的文化背景及与哲学概念的关系，指出了这些基本概念中所体现出的关于天地人大一统宇宙模式、天人同构模式、自然伦理化和伦理自然化等特点。强调脏腑观形成之初，有其对应的物质实体，而且当时的医家亦不认为形态结构与功能有区别之必要，“解剖概念”与“生理功能”和“病理现象”在他们的价值系统中是一致的。

体质等概念研究

中医体质学是从20世纪70年代开始创建并发展起来的一门新兴学科，在中医体质学说研究方面，以匡调元、王琦和何裕民最为活跃，也最有代表性。但他们对体质概念的界定并不一致，匡调元[3]将体质界定为：人类体质是人群及人群中的个体在遗传的基础上，在环境的影响下，在其生长、发育和衰老过程中形成的代谢、机能

[1] 谷峰.中医学“津液”概念探析[J].中国中医基础医学杂志，2010，16（6）：445-446.

[2] 图娅.言天验人：中医学概念史要论[M].呼和浩特：内蒙古人民出版社，1997：8-128.

[3] 匡调元.论辨证与辨体质[J].中国中医基础医学杂志,2002,8(2):1-5.

与结构上相对稳定的特殊状态。这种特殊状态往往决定着他对某种致病因子的易感性及其所产生的病变类型的倾向性。何裕民[1]认为，体质是指个体在先天遗传和后天生长发育基础上所表现出的相对稳定的生理特性。这类特性在生理状态下表现为对外界刺激的反应和适应上的某些差异性，发病过程中对某些致病因素的易罹性及病理过程中病变发展的倾向性。王琦[2]对体质学说的研究广泛深入而系统，影响最大，他认为体质是生命过程中，在先天禀赋和后天获得的基础上所形成的形态结构、生理功能和心理状态方面综合的、相对稳定的固有特质，是人类在生长、发育过程中所形成的与自然、社会环境相适应的人体个性特征。对于上述三家有关体质的定义，梁茂新[3]分析认为仍存在以下不够规范和完善之处：①根据概念的定义规则，体质的种差未能从多角度突出其基本特征，未能与生理和病理、健康和疾病状态区别开来。②体质定义未能将其中医属性、西医属性抑或中西医结合属性明确区别开来，看不出它是中医体质还是西医体质。③体质定义未能把体质向中西医病证的转化关系阐述清楚，未能把未病状态下的体质与已病状态下的体质的深层次关系揭示出来。

体质与证概念的区分，是体质概念能否得以确立的重要依据。也有不少学者对此进行了阐述。匡调元[4]提出证与体质的区别有：①形成原因不同，形成体质差异时以内因为主，形成病证以外因为主。②变化速度不同，体质转变时间长，病证转变速度快。③分型繁简不同。④调治难易不同。他还从哲理方面探讨了正常质、病理体质及证候之间由量变到质变的转化关系，特

[1] 何裕民.体质研究中若干问题的思考［J］.山东中医学院学报,1988,12(4):2–5.

[2] 中华中医药学会.中医体质分类与判定（ZYYX/T157 2009）［J］.世界中西医结合杂志，2009，4（4）：303–304.

[3] 梁茂新、范颖，李国信.中医学的理性选择［M］.北京：人民卫生出版社，2015：126.

[4] 匡调元.论辨证与辨体质［J］.中国中医基础医学杂志，2002，8（2）：1–5.

别强调了“过渡阶段”在一切客观事物发展过程中的普遍规律。王琦等[1]从9个方面探讨了体质与证候的区别：①界定前提：体质指非疾病状态下的正常体质与病理体质，证候为疾病状态下的临床类型。②形成因素：体质主要为先天遗传、后天环境、社会因素等；证候多由致病因子作用。③形成特点：体质形成缓慢、相对稳定，证候形成短暂、演变较快。④表现特点：体质长期存在，表现于生、长、壮、老、已的生命过程；证候短期存在，表现于疾病过程，随病而来，病愈而消。⑤表达信息：体质反映机体整体状态的特质特征，证候反映疾病演进过程中的病理特征。⑥涵盖范围：体质可见于多种疾病与证候，证候见于单个疾病证候的自身范围。⑦指向目标：体质为人，证候为病。⑧诊察内容：体质为禀赋形体、心理性格、生活地域、饮食嗜好、自然环境。证候为与本次疾病相关的症状体征、阴阳气血盛衰状态与脏腑经络失调情况。⑨干预目的：体质为治未病与治已病，以改变（善）体质，调整人体阴阳失调；证候为治已病，以证候消失为目的，消除该病的病因、病理变化。另外，他从体质与证候的形成、性质及转化方面阐述了二者的关系。曹爽等[2]对体质与证候区别的辨析，与此大同小异。而梁茂新[3]则对王琦有关体质与证、病及体质的九分法提出异议，并从所处非病与已病状态、形成因素、形成特点、涵盖范围、指向目标、体质与病机的关系、一病多质与一病多证等七个方面论述了中医体质与证的潜证逻辑矛盾。

[1] 王琦，高京宏.体质与证候的关系及临床创新思维［J］.中医药学刊，2005，23（3）：389-392.

[2] 曹爽，孙超越，张晶晶，等.辨析体质与证候［J］.光明中医，2011，26（11）：2336-2337.

[3] 梁茂新、范颖，李国信.中医学的理性选择［M］.北京：人民卫生出版社，2015：131-146.

另外，刘向哲[1]对禀赋概念的研究认为，禀赋是个体在先天遗传的基础上及胎孕期间内外环境的影响下，所表现出的形态结构、生理功能、心理状态和代谢方面综合的、相对稳定的特征。从现代生物学和遗传学的角度来认识，中医禀赋的概念当有狭义和广义之分，狭义的禀赋即遗传信息，广义的禀赋则指所有从先天获得的信息，包括遗传信息和胎传信息。禀赋具有先天性、个体性、地域性、种族性和可调性，先天性是其最根本的特性。

病因类概念研究

李海玉等[2]提出中医“病因”并非“致病因素”。现代中医学中“病因，又称致病因素”的表述，影响中医学“病因”概念所展现的意义，不能充分反映中医病因学说中的多因多果病因观及精髓，不利于中医病因理论的发展。在中医学中“导致疾病的原因”，是联系了外界现象与身体特征现象的整体性说明，具有整体性、直观性、合理的推测性和灵活性、实用性的特点。

张俐敏[3]对《内经》邪概念本质内涵和外延进行了较为全面的分析与论证。其提出中医认识的致病邪气是根据自然现象、生理现象、病理现象、心理现象及医生的判断力等来综合描述的。中医邪气不能等同于现代医学的病原体，而是一个具有独特内涵，并能用来指导临床实践的中医理论的基本概念：它是一个与正气相对待的概念，无论外来还是内生，凡能伤害正气者，皆称为邪；诊断中的邪从审症求因而得，是一种包括致病因素、致病条

---

[1] 刘向哲.禀赋概念的现代诠释及与中风发病相关性研究[D].北京：中国中医科学院，2008.

[2] 李海玉，卢红蓉，陆广莘.中医学“病因”概念探讨[J].中华中医药杂志，2010，25(7)：980-982.

[3] 张俐敏.《内经》“邪”概念研究[D].北京：北京中医药大学，2008.

件、机体反应在内的病因模式；祛邪扶正是中医治病的最基本治法，而祛邪之法不在于单纯驱除致病之物，而在于综合调节。但张光霁[1]认为致病因素是可能导致疾病的因素，病因是已经导致疾病的原因；邪气是指六淫及疫病之气等外感病邪，而邪既包括外感病邪又泛指一切致病因素；致病因素中的外感病邪可以称为邪气，邪气不能泛指各种致病因素。赵红霞等[2]也认为"邪"是与正相对的概念，可泛指一切致病因素，是一切致病因素的总称。但"邪气"有广义、狭义之分，广义的"邪气"指各种病邪，包括外感六淫、精神、饮食及体内阴阳的变化等。狭义的"邪气"是指四时不正之气，如六淫及疫疠之气等，表明了"邪"与"邪气"是从属关系。

于智敏[3]认为中医学之"毒"肇始于"毒药"，丰富于病因，完善于病机，除少数特定的有毒物质、疫病之气导致的疾病"毒"是作为病因出现外，绝大多数是以病机概念的形式出现的。作为"毒"的内涵，其本质是中医认识复杂性疾病的一个理论模型，是一种逻辑思维方式，是中医解决复杂问题的理论工具，是人类思维对复杂事物高度抽象的结果。发展到今天，作为基本概念的"毒"，已经少有实体性概念的含义，而更多地具备复杂系统的模型特征。此外，他提出了"诸病暴烈，竞相染易，皆属于毒""诸病重笃，伤神损络、败坏形体，皆属于毒""诸邪秽浊，皆属于毒""诸邪迁延，蕴积不解，皆属于毒"的病机原则。

张晨[4]认为中医学"寒"概念的含义有：①指寒气；②指寒性

[1] 张光霁．浅论中医病因、邪气、邪的概念及相互关系［J］．河南中医学院学报，2004，19（3）：8-9.

[2] 赵红霞，贾海骅，赵凯维．中医学"邪"与"邪气"概念解析［J］．中国中医基础医学杂志，2009，15（3）：172-173.

[3] 于智敏．中医学之"毒"的现代诠释［D］．北京：中国中医科学院，2003.

[4] 张晨．中医学"寒"的理论研究［D］．北京：中国中医科学院，2011.

体质；③指寒邪；④指寒性病机；⑤指寒性证候；⑥指临床表现之“寒象”；⑦指“寒治法”；⑧指药性之“寒气”。此外，“寒”更广泛地用于病名或病证名的称谓，这些名称多是从寒性病因或病机而言。可见中医学的理论术语在概念含义上具有多元性。

病机类概念研究

病机类概念的研究主要集中于虚实概念的研究，王洪弘[1]基于认知语言学词汇演变理论的秦汉以前中医虚实概念历史考察认为，中医“虚”“实”概念是从广义的哲学范畴发展到中医领域的人体病理范畴，而且“虚”“实”范畴成员地位随着技术的发展不断变化。在概念的范畴构成方面，《内经》中“虚”“实”范畴的成员十分广泛，包括人体病理状态的虚实、人体生理状态的虚实及自然界阴阳、五行、月相等的虚实变化；指导针灸治疗的经络学概念成分与指导药物学治疗的药物学概念，均位于范畴的中心地带。成书年代略晚一些的《难经》《伤寒杂病论》与《神农本草经》，包括现代中医学，“虚”“实”概念的范畴成员则逐渐局限于人体病理状态的虚实，而且表示脏腑阴阳气血虚实的药物学概念的中心地位日益突出，表示经络虚实与天时天运虚实的经络学概念则呈逐渐向边缘地带发展的趋势。

张西俭[2]根据《素问·调经论》“五脏之道，皆出于经隧，以行血气，血气不和，百病乃变化而生……气血以并，阴阳相倾，气乱于卫，血逆于经，血气离居，一实一虚”之论，提出“有无虚实说”，认为“有者为实，无者为虚”，即气血在不同部位之间的配置，呈异常聚盛者称“有”

---

[1] 王洪弘.基于认知语言学词汇演变理论的秦汉以前中医虚实概念历史考察[D].北京：北京中医药大学，2013.

[2] 张西俭.《内经》虚实理论中有无说辨[J].北京中医药大学学报,1995,18(4):12-15.

名“实”，反之为“无”名“虚”，这是关于物质和能量在空间的动态关系的概念。这种虚实病理常“虚与实邻”（《灵枢·官能》），相伴共生。其临床表现，“实”多见亢逆结滞之象，如笑、烦惋善怒、惊狂、呕咳上气、腹胀、泾溲不利、大厥、痛而拒按、脉大坚躁；“虚”多呈显衰退散失之象，如悲恐、息利少气、四肢不用、肢厥、痛而喜按、脉静等。还常将阳气的聚散有无作为主要的虚实判断标准，表现为气聚则热，气散则寒，所谓“言实与虚，寒温气多少也”（《灵枢·针解》），如对《调经论》的关于“阳虚则外寒”“阳盛则外热”，分别以气不通达于表和气滞于表为阳虚、阳盛之解。又如《素问·疟论》论疟疾寒栗与热渴的病机说：“夫疟之始发也，阳气并于阴，当是之时，阳虚而阴盛，外无气，故先寒栗也；阴气逆极，则复出之阳，阳与阴复并于外，则阴虚而阳实，故先热而渴。”总因于“虚实更作，阴阳相移”，无疑也属于有无虚实的病机。有无虚实说与邪正虚实说的区别主要为：①邪正说以虚实描述邪正的形势和预后，有无说则用虚实表明气血津液聚散不平，稳态破坏。②邪正说的虚实对象广泛，“邪”包括外感内生一切不正之因，“正”有脏腑经络、神志形骸、营卫气血津液精等不同。但虚或实的对象界限却十分严格：实指邪盛，正盛不称实；虚指正衰，邪衰不为虚。有无说之虚实针对身体可流注的物质能量，内涵上无“外邪”成分。如“风雨之伤人也……血气与邪并客于分腠之间，其脉坚大，故曰实……寒湿之中人也，皮肤不收（按：应为‘不仁’），肌肉坚紧，荣血泣，卫气去，故曰虚”（《素问·调经论》）。这里所述虚实都有外邪因素，说明其判断依据不在有无外邪，而在于血气的动态，血气聚于分腠之间者为实，荣血泣、卫气去（侧重于“卫气去”）则属无者为虚。③邪正说之虚实在证候方面或纯虚纯实或错杂，后世又有真假之辨；有无说的虚实则共生，是一种病变的两个侧面，无所谓真假。④邪正说意在捕捉病变的主要矛盾，以把握疾病传变转归的依据；有无说旨在揭示各局部病变之间的统一性。例如热厥，邪正说的分析结论是（内）真热（外）假寒，有无说则解释里有热外见寒的病机是阳热内闭，气不外达，内气有者为实，表气无者为虚。⑤虚实理论的治则是补虚泻实，这在邪正说中体现为扶正祛邪，而在有无说中为调经通决、平衡气血输布，各种治法，如“高者抑之，下者举之，有余折之，不足补之”（《素问·至真要大论》），“血实宜决之，气虚宜掣引之”（《素问·阴阳应象大论》），以及以上调下、以左治右等，皆从内外、上下、左右、前后彼此的气血配置关系中设定。邢玉瑞[1]指出，从空间物质能量的配置角度来认识人体的生理病理，古代医学史上的中外学者有着大致相似的看法。如古希腊学者希波克拉底在《论人性》中指出：“人的身体内有血液、黏液、黄胆、黑胆，这些元素构成了人的体质……这些元素的比例、能量和体积配合得当，并且是完善地混合在一起时，人就有完全的健康。当某一元素过多或缺乏时，或一元素单独处于身体一处，血与其他元素不相配合时，便感到痛苦。当一种元素离开其他元素而孤立时，不仅仅是它原来的地方要闹病，就是它所停留的地方也要闹病；因为过多了，就造成痛苦和疾病。事实上，当一种元素流出体外超过所应当流出的量时，这个空虚处便酿生疾病。另一方面，假如体内发生这种空虚，即当某一元素移动或离开其他元素时，依上面所说的，人一定感到双重的痛苦，一在该元素所离开的地方，一在元素所流到的地方。”[2]可见希波克拉底的观点与《内经》的认识何其相似。当然，邪正虚实与有无虚实之间有着密切的联系。如从邪之广义出发，“气并”即为气滞、气逆、气郁、气结、气闭，“血并”即成为瘀血，均属于邪的范畴，与“邪气盛则实”相符。而气血离于某处，该处即产生气虚或血虚，与“精气夺则虚”相合。故临床对病机的分析，邪正虚实与有无虚实也多结合应用。

---

[1] 邢玉瑞.黄帝内经释难[M].上海：上海中医药大学出版社，2006：240.

[2] 引自：卡斯蒂廖尼.医学史[M].南宁：广西师范大学出版社，2003：120.

卢红蓉[1]研究认为，虚、实概念的发生发展总离不开哲学背景，而中国哲学思想体系都以“有无”的观念为重要出发点，思辨是其重要特点。因此在中医学中，除“实”有时有实体所指外（如果实），一般所说的虚、实无实体依托，是一种认知模式及理论工具，是思辨的结果。在中医学中，虚、实是人体生命现象或疾病现象有余、不足属性的概括。

另外，李成卫[2]对《伤寒论》表里概念的知识考古学研究发现，在《伤寒论》及其研究著作中，表里概念从实体部位发展为辨证纲领。这个过程可分为四个阶段：第一个阶段，汉唐时期，表里指人体躯干外部躯壳和内部脏腑，有实体性、多样性、重脉象和适用于所有疾病等特征。第二个阶段，宋元时期以表里证治体系为核心的广义伤寒学兴起，表里指代当发汗的表证和当攻下的里证，二者主要以恶寒有无来鉴别，表里在应用中开始脱离躯体的部位限定。第三个阶段，元末明初开始，表里转变为以阴阳为纲的辨证纲领，辨证要点为恶寒的有无、脉象沉浮。第四个阶段，明末以后，表里成为所有疾病的辨证纲领，表证、里证从宋元时期指代两个特定的证转为划分在所有疾病范围的两大证类体系，辨证要点为恶寒的有无、舌象的白黄或白绛及脉象的沉浮。

证、证候概念的研究

证、证候作为中医辨证论治的重要概念，受到了人们的高度关

---

［1］卢红蓉.中国哲学与中医学虚、实理论［J］.中华中医药杂志，2009，24（5）：552-554.

［2］李成卫.表里的界限——《伤寒论》表里概念的知识考古学研究［D］.北京：北京中医药大学，2005.

注，至今对其定义尚有争议。王庆国等[1]用传统文献学的研究方法考证了证候概念的形成与发展历程，从认识论的角度分析了证候的主客体关系，以逻辑学有关概念的定义与方法分析讨论了证候的概念。研究发现，目前中医对证候的定义存在从信息学角度、生理病理学角度、复杂系统角度等多种方法。提出证候的定义均应采用逻辑学中语义学定义、属加种差定义法，特别是证候的属加种差定义法。具体而言，凡因人体阴阳失调而引起的异常现象即为证。证候的语义学定义为证候，包括“证”与“候”。“证”有证据、证实、验证等诸多的含义；“候”有伺望、侦察，征象、现象，并有时间与变化的含义。证候指“非健康状态下的现象”，并“随时间与空间的变化而变化”。此定义更多地是反映证候的客观实存性。证候的语用学定义为证候是对人体非健康状态下现象的概括与抽象，是辨证的结果和论治的依据。此定义更多地是反映证候的主观判断性。证候的发生学定义为证候是正气与邪气交争而引发的异常现象。人体正气与外来邪气的交争涉及中医学所言之病机，如果将证候作为结果则病机又成了证候产生的原因。

刘保延等[2]通过中西两种医学体系的比较，对中医学理论体系中的“证候”进行了定位，提出证候是中医从治疗的角度对人体运动状态和方式的概括和描述。他进一步通过认识论证候和本体论证候概念的区别，对症、证、候及证候的概念提出了自己的见解，认为：“证”是在中医理论的指导下，对客体运动状态的概括和描述，也就是中医对客体运动在空间上所呈现的形状和态势，即客体临床表现——“症”的概括和描述；“候”是在中医理论的指导下，对客体运动状态改变方式的概括和描述，也就是中医对客体运动状态在时间上所呈现的过程和规律的概括和描述。“证候”则是证和候的总括，它概括描述了客体运动在一定时空中的状况，具有“动态时空”的特

[1] 王庆国，贾春华 . 证候概念的形成与证候概念的定义方法 [J]. 北京中医药大学学报，2005，28（3）：7-10.

[2] 刘保延，王永炎 . 证候、证、症的概念及其关系的研究 [J]. 中医杂志，2007，48（4）：293-296，298.

征。由于“证”是对客体某一具体时点、某一阶段运动状态的概括，所以常常单称为某“证”。而客体运动在时间上所呈现的过程和规律是指客体“运动状态”的改变方式，没有运动状态也就没有状态的改变方式，所以在实际中很少单用“候”来概括和描述证候。“候”所表达的时间过程与规律是通过“病”的发生、发展、转归及“天人相应”四季阴阳变化过程中的“证”体现出来的。从以上证候概念内涵的解释可以看到，证候是中医这一主体对客体的“运动状态和方式”的概括和描述，属于认识论的范畴，在此范畴的证候也就是认识论证候。

郭蕾等[1]探讨了证候概念语言和字义的演变，认为“证”是“證”和“証”的规范简化字，是中医学关于疾病的认识成果，是证候的最初表达形式。“症”字至明清时期得到广泛使用，建国后专指症状。候包含着空间与时间两方面含义：一是观察到的疾病的临床表现及其变化之情状和程度；二是疾病的临床表现，与医者的诊察活动、气候变化密切相关。“候”既包含了“症”的内容，也反映出证的病机内容中运动、变化的特性。因此，“證”经过一系列内涵和语义的演化，最后通过与“候”的联用，成为“证候，”实现了从抽象概念到具体概念的飞跃。王永炎[2]认为证候是四诊信息表达的自组织、自适应、自稳态、自修复的目标动力系统。证候是一种有机整合的功能态，又是人体生理病理的整体反映状态，具有内实外虚、动态时空、多位界面的特征。

[1] 郭蕾，乔之龙，王永炎.证候概念语言和字义演变过程研究［J］.中国医药指南，2008，6（23）：222-224.

[2] 王永炎.完善中医辨证方法体系的建议［J］.中医杂志，2004，45（10）：729-731.

另外，张立平[1]对“和法”概念的研究认为，“和法”是通过健运人体枢机、调和病机关系，针对表里上下失和、阴阳气血营卫失和、脏腑气机失和、寒热互结或寒热格拒等病机矛盾的一类治法。其外延包括“和解法”与“调和法”。和解法包括和解少阳法、开达膜原法、调和营卫法，调和法包括调和脏腑法、调和气血法、平调寒热法。

张庆荣[2]对正气概念的研究认为，正气泛指人体抗御病邪，维持正常生命活动的整个机体的组织结构和生理机能。具体言之，就是气、血、津液、精及各脏腑经络等组织器官和它们的功能活动，主要体现于人体对内外环境的适应能力、发病之后的抗病能力，以及病后恢复期中的康复能力。

---

[1] 张立平. 中医“和法”的概念与范畴研究[D]. 北京：中国中医科学院，2012.

[2] 张庆荣. 中医“正气”概念探析[J]. 中医杂志，1991，32(1)：60.

结语

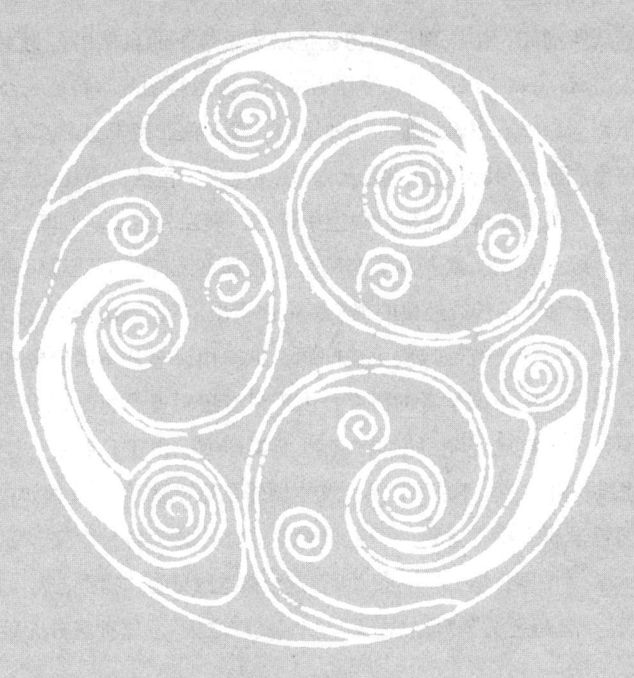

纵观中医概念研究的概况，虽说受到重视，也借助多学科的方法取得了一些进展，但总体上研究人员太少，存在问题很多，甚或陷入"道可道，非常道"与不可不说的两难境地。究其原因，固然与中医学界重视不够，懂得逻辑学、掌握相关研究方法的人员太少，研究水平低下有关，但更重要的原因恐怕与中医学的思维方法及概念特点有关。

众所周知，中医理论的构建是以象思维下的自然语言为主，王树人[1]曾明确指出："象思维作为中国传统思维的基本特征，乃是区别于概念思维或逻辑思维的一种思维，或者称非逻辑思维。"象思维在"象之流动与转化"中进行，表现为比类，包括诗意比兴、象征、隐喻等。概念思维则在概念规定中进行，表现为定义、判断、推理、分析、综合及逻辑斯蒂演算与整合成公理系统等。他针对用逻辑概念思维诠释中国传统经典的现象，批评指出："完全用逻辑概念思维，首先领会中国传统经典就大成问题，更不用说对其正确诠释和研究了。现在有些中国学者的研究，由于只有逻辑概念思维视野，走进中国传统经典已经变得困难。有些所谓研究，由于只有单一逻辑概念思维视野，甚至不能不陷入对文本做外在的肢解。"[2]此犹如在现代中国哲学研究中，常将一个古代哲学概念区分为各种含义，如冯友兰[3]在《中国哲学史》中将"天"这个概念区分为"物质之天""主宰之天""运命之天""自然之天"和"义理之天"。这种区分无疑是以

[1] 王树人.中国象思维与西方概念思维之比较[J].学术研究,2004(10):5-15.

[2] 王树人.文化观转型与"象思维"之失[J].杭州师范大学学报(社会科学版)，2008(3)：6-9.

[3] 冯友兰.中国哲学史(上册)[M].华东师范大学出版社，2000：35.

西学为主，对中国古代哲学概念进行格义。对此，张汝伦[1]指出，范畴性概念构成的是一个边界开放、有着多元定义的意义场，在此意义场中，每一个定义与其他定义之间都存在着有机联系；离开这个共同的意义场，单独谈某一个定义，“便会使人误入歧途”。我们在将一个有机整体人为解析之后，忘了它原本是一个整体；而这些解析出来的不同含义，只有在这个有机整体中才有意义。要把两个外在的东西接在一起变成一个浑然一体的有机整体，几乎总是不可能的。这就成了现代研究者的难题，不管怎么解释，似乎总有未安。

其次，在象思维方式下，中医学大量地使用日常生活语言构建理论体系，而缺少符号及形式化语言。虽然自然语言是人类有意识地走向世界的第一个阶梯，也是通向科学的路标，但与科学术语的抽象性、准确性、通用性相比较，自然言语的语词总是显示出某种含糊性、不可通用性，影响了中医学与现代科学技术的融通及在世界范围的传播。象思维与概念思维之间并没有严格的不可通约性，因此，在现代科学与文化背景下，研究象思维与概念思维之间的互补、会通、转换的途径与方式，探讨以现代学科术语观念研究整理传统中医学科术语，准确诠释范畴性概念，规范自然语言，使其概念明确、表述规范、层次清楚、结构合理，仍然任务艰巨，任重而道远。

---

[1] 张汝伦．中国哲学研究中的“范畴错误”[J]．哲学研究，2010（7）：42-50.

图书在版编目（CIP）数据

中医学概念问题研究 / 邢玉瑞编著 .—北京：中国中医药出版社，2017.4
（中医基础理论研究丛书）
ISBN 978 – 7 – 5132 – 3850 – 2

Ⅰ . ①中…　Ⅱ . ①邢…　Ⅲ . ①中医学—研究
Ⅳ . ① R2

中国版本图书馆 CIP 数据核字（2016）第 301797 号

中国中医药出版社出版
北京市朝阳区北三环东路 28 号易亨大厦 16 层
邮政编码　100013
传真　010 64405750
廊坊市三友印务装订有限公司
各地新华书店经销

开本 880 × 1230　1/32　印张 6.5　字数 168 千字
2017 年 4 月第 1 版　2017 年 4 月第 1 次印刷
书号　ISBN 978 – 7 – 5132 – 3850 – 2

定价　49.00 元
网址　www.cptcm.com

如有印装质量问题请与本社出版部调换

社长热线　010 64405720
购书热线　010 64065415　010 64065413
微信服务号　zgzyycbs

书店网址　csln.net/qksd/
官方微博　http：//e.weibo.com/cptcm
淘宝天猫网址　http：//zgzyycbs.tmall.com